U0263638

骨盆髋臼骨折

腹直肌外侧入路

——临床与解剖

主编 樊仕才 唐毓金

科学出版社

北 京

内 容 简 介

本书介绍了骨盆、髋臼骨折治疗的新型微创手术入路——腹直肌外侧入路。以腹直肌外侧入路为主线，从临床解剖入手，详尽描述腹直肌外侧入路的由来、演变、解剖及应用，手术入路的适应证、禁忌证及围术期并发症，以及在陈旧性骨盆髋臼骨折、特殊髋臼骨折、骨盆合并髋臼骨折、骨盆合并腰骶丛神经损伤前路探查减压、儿童骨盆骨折的临床应用、髋臼翼形钢板的应用等。本书图文并茂，可供骨科临床医师阅读。

图书在版编目（CIP）数据

骨盆髋臼骨折腹直肌外侧入路：临床与解剖 / 樊仕才，唐毓金主编 . -- 北京：科学出版社，2020.10
ISBN 978-7-03-066513-3

Ⅰ.①骨…　Ⅱ.①樊…②唐…　Ⅲ.①骨盆—髋臼—骨折—显微外科学　Ⅳ.① R683.3

中国版本图书馆 CIP 数据核字 (2020) 第 205173 号

责任编辑：李　玫 / 责任校对：张　娟
责任印制：李　彤 / 封面设计：龙　岩

科 学 出 版 社 出版
北京东黄城根北街 16 号
邮政编码：100717
http://www.sciencep.com
北京建宏印刷有限公司 印刷

科学出版社发行　各地新华书店经销
*
2020 年 10 月第 一 版　开本：889×1194　1/16
2022 年 2 月第二次印刷　印张：12 3/4
字数：380 000

定价：165.00 元
（如有印装质量问题，我社负责调换）

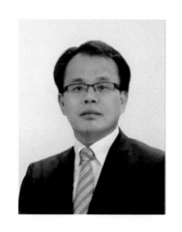

樊仕才　主任医师，博士研究生导师，博士后合作导师。

南方医科大学第三附属医院、广东省骨科医院创伤骨科主任、环骨盆创伤外科主任。广东省骨科研究院创伤救治中心主任。

广东省医师协会创伤骨科医师分会主任委员、广东省医学会创伤骨科分会副主任委员、国际创伤与矫形学会（SICOT）中国委员会广东省分会副主任委员兼秘书长、301 环骨盆微创救治联盟骨外科学专家理事会执行副主席、广东省医学会骨科学分会第十届委员会创伤学组副组长、广东省生物医学工程学会粤港澳骨科学分会副主任委员、SICOT 中国部广东省数字骨科学分会常委、SICOT 中国部创伤骨科分会常委、白求恩公益基金会老年髋部骨折专业委员会委员、《中华创伤杂志》编委、《中华骨与关节外科杂志》编委、《中国临床解剖学杂志》编委、《创伤外科杂志》编委。《中华骨科杂志》《中华创伤骨科杂志》审稿专家，《羊城晚报》岭南名医智库特邀专家、2019 年实力中青年医生。

1994 年毕业于第一军医大学临床医学专业，2001 年研究生毕业于第一军医大学临床解剖专业，师从钟世镇院士、金大地教授、朱青安教授。从事骨科临床与科研、教学工作 20 余年，曾在美国哈佛医学院做访问学者，对疑难、复杂、陈旧的骨盆髋臼骨折的微创治疗有较深入研究。率先开展经腹直肌外侧入路（LRA）治疗骨盆、髋臼骨折，直接后方入路（DPA）治疗髋臼后壁（后柱）骨折，金属 3D 打印个性化髋臼接骨板技术治疗复杂髋臼骨折，真正实现骨盆、髋臼骨折治疗的微创化、精准化、个性化。带领团队连续七年组织举办华南区创伤骨科高峰论坛暨骨盆、髋臼骨折治疗进展学习班，参加培训的 6000 余名学员遍布全国多个省、市、自治区；多次参与国内外创伤骨科领域重大会议并发言。

主持国家自然科学基金、省重大科技计划项目等多项，参编《脊柱椎间关节成形术》《数字骨科学》等专著。在核心期刊发表学术论文 60 余篇，其中 SCI 收录 10 余篇，获国家专利 8 项，科技成果奖 1 项；培养研究生 10 多名，多人获国家级优秀研究生。

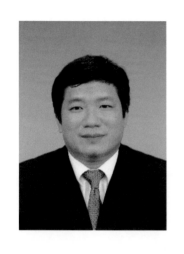

唐毓金 主任医师，二级教授、博士研究生导师。

右江民族医学院附属医院骨科中心主任。

中国研究型医院学会骨科创新与转化专业委员会关节外科学组骨关节炎工作委员会副主任委员、中国研究型医院学会关节外科专业委员会常委、中国研究型医院学会脊柱外科专业委员会常委、中国医师协会广西骨科学分会副主任委员、中国医师协会广西脊柱外科分会副主任委员、广西中西医结合学会外科学分会副主任委员、广西医师协会副会长、广西创伤医学会副主任委员、广西医院协会急救中心（站）管理委员会副主任委员、广西医院协会医疗质量管理专业委员会副主任委员、广西医学会骨科学会常务委员、百色市医学会骨科学分会主任委员，《右江医学》主编。获 2018 年、2019 年"全国优秀医院院长"、2019 年"全国白求恩式好医生"、2019 年"广西高校卓越学者"、2016 年"广西优秀共产党员"、2016 年"国家卫生计生委改善医疗服务优秀管理者"、2014 年"广西五一劳动奖章"、2013 年"全国医德标兵"、2011 年"广西优秀科技管理工作者"、2011 年"广西医药卫生系统科技工作先进个人"。

1990 年毕业于右江民族医学院临床医学专业，2003 年硕士毕业于广西医科大学骨科学专业，2016 年博士毕业于暨南大学外科学专业，曾到美国哈佛医学院进修学习。从事外科学教学、科研及医院管理工作 30 多年，擅长寰枢椎不稳定及腰腿痛、颈椎病、脊柱脊髓损伤、脊柱畸形等诊断和各种手术治疗，如上颈椎相关手术技术、脊柱肿瘤全脊椎切除技术、脊柱畸形截骨矫形技术、椎间孔镜等微创技术；复杂关节翻修手术、成人 DDH 人工髋关节置换术、膝关节置换及单髁置换术、复杂膝关节多发韧带损伤微创重建手术技术、髋臼周围截骨术（PAO）、髋臼周围旋转截骨（RAO）。复杂骨盆髋臼骨折微创手术技术、四肢多发骨折创伤微创技术、断指断肢再植、巨大创面皮瓣修复、儿童先天性髋关节发育不良骨盆截骨矫形等一系列高难度手术，均达到了国内先进水平。

主持国家自然科学基金 3 项，其他省部级课题 8 项，主编教材 2 部、专著 3 部，发表学术论文 100 余篇，其中 SCI 收录论文 30 余篇，中文核心期刊 70 余篇。培养博士生 5 人，硕士研究生 38 人。

编著者名单

主　　编　樊仕才　唐毓金

副 主 编　李　涛　麦奇光　廖坚文　肖杏玲　杨成亮　刘　佳

编 著 者　（按姓氏笔画排序）

　　　　　王　华（南方医科大学第三附属医院）

　　　　　王雪莲（南方医科大学第三附属医院）

　　　　　叶书熙（赣州市人民医院）

　　　　　刘　佳（右江民族医学院附属医院）

　　　　　刘　涵（中山大学附属第五医院）

　　　　　麦奇光（南方医科大学第三附属医院）

　　　　　李　涛（南方医科大学第三附属医院）

　　　　　李继华（南方医科大学第三附属医院）

　　　　　杨　诚（南方医科大学第三附属医院）

　　　　　杨成亮（右江民族医学院附属医院）

　　　　　杨晓东（广州市花都区人民医院）

　　　　　肖杏玲（南方医科大学第三附属医院）

　　　　　谷　城（广州市花都区人民医院）

　　　　　汪灿彬（佛山市第一人民医院）

　　　　　陈家辉（江门市中心医院）

　　　　　陈煜辉（南方医科大学第三附属医院）

　　　　　邵晏清（惠州市第一人民医院）

　　　　　林学智（珠海市人民医院）

　　　　　唐毓金（右江民族医学院附属医院）

　　　　　黄　海（南方医科大学第三附属医院）

　　　　　黄复铭（佛山市第一人民医院）

　　　　　廖坚文（南方医科大学第三附属医院）

　　　　　谭雪梅（南方医科大学第三附属医院）

　　　　　熊　然（陆军军医大学附属西南医院）

　　　　　樊仕才（南方医科大学第三附属医院）

主编助理　高渝媛

手绘配图　刘　涵

序

"满眼生机转化钧，天工人巧日日新。预支五百年新意，到了千年又觉陈。"我国开展骨盆与髋臼骨折手术以来，创伤骨科医师们，对骨盆髋臼骨折，认识不断深入。髋臼骨折的分型、手术方式、入路选择、复位质量、手术疗效等，也不断发生变化。其中手术入路的选择，直接影响骨折显露、骨折复位固定质量、手术效果等。伴随着微创技术、数字骨科技术、3D打印技术、智能机器人技术等，在骨盆髋臼骨折中的应用，有如"活水源流随处满，东风花柳逐时新"，我国骨盆与髋臼骨折的治疗水平，发生了质的飞跃。

"玉经琢磨多成器，百炼功成始自然"，传统治疗骨盆髋臼骨折的前方入路，是髂腹股沟主要入路，由于其显露范围广，基本能满足大部分适宜于前方入路手术的骨盆髋臼骨折病例，是目前治疗骨盆髋臼骨折的经典手术入路。但"大羹必有淡味，至宝必有瑕秽；大简必有不好，良工必有不巧"。由于髂腹股沟入路存在手术切口大、解剖路径复杂、对髋臼方形区、后柱、骶髂关节及骶骨前方显露欠缺，临床医生学习曲线长等不足。"几番磨炼方成器，十载耕耘自见功。"南方医科大学第三附属医院骨科樊仕才主任团队，于2010年首先在国内提出，应用腹直肌外侧入路治疗骨盆髋臼骨折。在近10年，1000余例的临床应用中，取得较好的临床疗效。在国内得到较好的临床推广。"辛勤劳苦依然笑，赢得遍地桃李香。"自2012年始，连续8年在国内举办该入路的临床解剖操作学习班，培养学员6000余人。

"操千曲而后晓声，观千剑而后识器"，樊仕才本科毕业于第一军医大学临床医学专业，研究生毕业于临床解剖学专业，具有2年从事临床医学系统解剖学和局部解剖学的本科教学经历，并有4年普外、5年脊柱外科的临床经历，对环骨盆周围解剖结构比较熟悉。

"采得百花成蜜后，为谁辛苦为谁甜"，本书通过临床病例，结合理论分析，加入了大量手术操作示意图，手把手指导读者学习，给读者以亲临手术现场观摩的感觉，大大提升了该书的实用价值。"涓涓细流，归为江海；纤纤白云，终成蓝图。"祝愿这本专著的出版能对我国骨盆髋臼周围手术的技术普及和提高发挥应有的作用，并期待外文版早日面世，让各国的骨科医师们，了解我国的骨盆髋臼领域的治疗水平。

钟世镇

中国工程院院士
南方医科大学教授
2020年秋于广州

"欲戴其冠，必承其重。"骨盆、髋臼骨折是创伤骨科的"金皇冠"，其手术效果除了与骨折的严重程度和患者的全身状况密切相关外，还取决于术者对骨折的认知程度。而手术入路的正确选择决定了手术的显露、术中出血、骨折复位质量、固定效果、手术并发症的发生等，进而影响手术效果。

髂腹股沟入路作为骨盆髋臼骨折的经典手术入路，虽然能完成前方大部分骨折类型，但有手术切口长、创伤大、出血多、手术显露繁杂、手术时间长、术后并发症多等不足，已逐渐被改良 Stoppa 入路、腹直肌旁入路所取代。南方医科大学第三附属医院骨科自 2010 年在国内首次提出经腹直肌外侧入路治疗骨盆、髋臼骨折以来，已开展上千例手术，完成了腹直肌外侧入路的相关解剖学研究及临床应用研究，相关成果发表在国内核心骨科期刊。自 2012 年始，连续 8 年在国内举办腹直肌外侧入路的临床解剖操作学习班，培养学员 6000 余人，在国内得到较好的临床推广。

腹直肌外侧入路作为我国学者自己首创的骨盆髋臼骨折手术入路，拥有完整的自主知识产权。本书从腹直肌外侧入路的由来、演变、解剖层次显露，到手术适应证选择、骨折复位技巧、固定方法、手术并发症防治等进行详尽的阐述，并通过临床大量不同类型的病例与大家分享手术经验，书中配有大量手术示意图并结合大量的临床病例影像资料，给读者身临手术实景感觉，手把手教您如何做好骨盆髋臼骨折手术。本书还涉及了数字骨科结合 3D 打印技术的应用、金属 3D 打印个性化髋臼钢板应用、一体化髋臼翼形钢板的设计应用等领域，真正实现骨盆髋臼骨折的微创化、精准化、个性化。

本书从腹直肌外侧入路的临床解剖学入手，重点介绍了该手术入路的临床应用。临床通过严格选择病例适应证，详述了腹直肌外侧入路在各种骨盆髋臼骨折病例中的应用；病例从简单到复杂，有新鲜骨折手术也有陈旧骨折矫形手术，每个病例均有病情特点分析、手术实施过程、手术经验分享等内容，详述了术者的临床思维过程、手术实施、手术经验分享等。由于本书侧重于临床工作的创新，部分理念、临床手术操作都是团队自己的经验和创新，在临床应用的时间不长，还有待时间的检验。本书难免存在不足之处，敬请各位专家、同道不吝批评指正。

樊仕才

2020 年 8 月

目　录

第1章　骨盆周围解剖

第一节　骨盆的解剖结构

骨盆由左、右髋骨和骶、尾骨及骨连结构成。髋骨由髂骨、耻骨和坐骨3个独立的骨化中心融合而成，融合前可见Y形软骨。骨盆由骶骨岬向两侧经弓状线、耻骨梳、耻骨结节至耻骨联合上缘构成的环形界线分为上方和下方两部分，上方为大骨盆（又称假骨盆），下方为小骨盆（又称真骨盆，图1-1）。

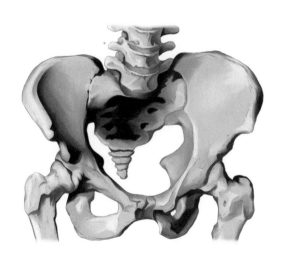

图1-1　骨盆

一、骨盆骨性结构

（一）髋骨

髋骨为不规则骨，上部扁阔、中部窄厚（有朝向下外的髋臼），下部有一大的闭孔（图1-2）。髋骨由髂骨、坐骨和耻骨组成，可传达躯干骨重力、提供肌肉附着点，保护盆腔脏器。

1.髂骨　髂骨呈不规则扇形，构成髋骨上部，分为肥厚的髂骨体、扁阔的髂骨翼。髂骨体构成髋臼的上2/5，髂骨翼为向上展开的扁阔扇面，其上缘肥厚形成弓形的髂嵴，呈"S"形弯曲，髂嵴前部外凸，后部内突，位置浅表，体表可触及。髂嵴前后厚、中部薄、前端为髂前上棘。在髂前上棘后方有一向外侧的突起称髂结节。髂前上棘至髂结节之间的髂嵴为髂骨翼肥厚部位，是进钉和植骨取材的理想部位。髂嵴后端隆起为髂后上棘，对应骶髂关节中部，有骶结节韧带、骶髂背侧长韧带及肌肉附着。在髂后上棘的下方有一突起称髂后下棘，有深陷的坐骨大切迹。髂嵴内外缘的锐棱分别称为内、外唇，髂嵴的外唇比髂骨外板向外突出，因此在应用外固定架时应在中间线和内唇之间进钉，保证螺钉处于髂骨内外板之间。髂嵴后缘为髂后上棘，向后至坐骨体后缘的移行部分；髂嵴前缘为自髂前上棘向下至髋臼边缘，较为肥厚，是外固定架理想的进钉部位。髂骨的外侧面较为光滑，可见臀前线、臀后线及臀下线三条线性隆起；髂骨内侧面构成的浅窝称髂窝，较为光滑，上界是髂嵴的内唇，下界是弓状线，后界是耳状面及髂粗隆的前缘，有髂肌覆盖，髂窝中心骨质薄。髂窝下界有圆钝骨嵴称弓状线，骨质较厚，髋臼前柱骨折可沿边缘放置钢板进行固定。髂骨盆面后部为耳状面，与骶骨耳状面构成骶髂关节。

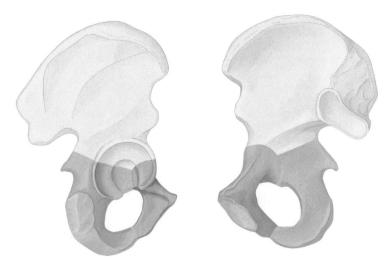

图 1-2　髋骨的外面、内面

2. 坐骨　坐骨构成髋骨下部，并组成髋臼的后下 2/5，分坐骨体和坐骨支。坐骨体呈三棱柱状，为躯体坐位时支撑身体重量的主要部分，分为前后缘及内外面。前缘较为锐利，构成闭孔的后界。后缘肥厚，向上移行为髂骨后缘，构成坐骨大切迹的下部。坐骨大切迹下方有坐骨棘，骶棘韧带附着点可作为坐骨大小孔之间的分界。棘下方有坐骨小切迹，向下移行于坐骨结节。坐骨体下后部向前、上、内延伸为较细的坐骨支，其末端与耻骨下支结合。坐骨体与坐骨支移行处的后部是粗糙的隆起，为坐骨结节，是坐骨最低部，可在体表扪到。

3. 耻骨　耻骨构成髋骨前下部，分体和上、下两支。耻骨体组成髋臼前下 1/5，与髂骨体的结合处骨面粗糙隆起称髂耻隆起，由此向前内伸出形成耻骨上支，其末端急转向下成为耻骨下支。耻骨上支有一条锐嵴称耻骨梳，向后移行于弓状线，向前终止于耻骨结节，是重要体表标志。耻骨下支扁且薄，伸向后下外，与坐骨支结合。耻骨支夹角即耻骨上下支之间的夹角，男性较大，多呈直角，女性多呈锐角。耻骨上、下支相互移行处内侧的椭圆形面称耻骨联合面，两侧联合面借软骨相接构成耻骨联合。

（二）髋臼

髋臼由髂骨、坐骨、耻骨的体部连结而成，是髋骨外面中部的半球形深窝，呈倒置杯形，位于髂前上棘及坐骨结节连线中间，朝向前下外方。窝内半月形的关节面称月状面。窝的中央未形成关节面的部分称髋臼窝。髋臼边缘下部的缺口称髋臼切迹。髋臼的顶由髂骨体构成，占髋臼球面的 2/5，此部分是髋臼主要的承重点，骨质坚实，向后上延至骶髂关节，直立位可将躯干重量传导至股骨头。髋臼后下部由坐骨体构成，占球面的 2/5，后面与坐骨神经紧贴，髋臼后壁骨折可造成坐骨神经损伤。坐骨体作为另一承重点，坐位时传递身体重量至坐骨结节。髋臼的前壁由耻骨体构成，占髋臼面积的 1/5。髋臼的下 1/3 与后上部相对较薄，造成骨折的暴力损伤所需能量较小，但这些部位为非主要承重区，即使骨折对日后髋关节功能影响较少。髋臼窝骨质较为薄弱，内侧面正对方形区，当暴力经股骨颈传导至髋臼时易造成方形区骨折及股骨头中心性脱位。

（三）骶骨和尾骨

1.骶骨由 5 节骶椎融合而成，成年后相互融合成一块，呈倒三角形，底向上，尖向下，前面凹陷（图 1-3）。骶骨底宽大，向前突出，上缘中分向前隆突称骶岬。骶骨尖部与尾骨相连。骶骨底上的腰骶关节面呈椭圆形，与第 5 腰椎形成腰骶关节。基底的两侧平滑，称为骶骨翼。骶骨两侧上部的耳状面与髂骨耳状面构成骶髂关节。骶骨中部有 4 对骶前孔，前 4 对骶神经前支由 4 对骶前孔穿出。骶骨背面粗糙隆凸，正中部为骶正中嵴，中间部为骶中间嵴，由各骶椎的关节突形成。在骶中间嵴的外侧有 4 对骶后孔，前 4 对骶神经的后支由骶后孔穿出。骶后孔外侧部有骶外侧嵴，由骶椎横突构成。骶前后孔与骶管相通，有骶神经前、后支通过。骶管下端的裂孔为骶管裂孔，第 5 骶神经和尾神经从骶管裂孔穿出。骶管裂孔两侧向下突出为骶角，是骶管麻醉常用的标志。骶骨外侧部上端有耳状面，与髂骨耳状面相关节，耳状面后方骨面凹凸不平称骶粗隆。

2.尾骨呈三角形，由 4～5 节独立的尾椎构成，后相互融合。有时与骶骨相互融合成为一整块骨，或与骶骨形成关节。在坐位时，尾骨并不负重，负重的是坐骨结节。尾骨后上部的凹陷与骶骨相连部分称为骶尾间隙。在关节面后部两侧各有一尾骨角。

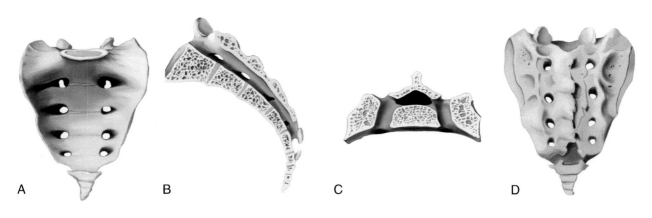

图 1-3　骶骨和尾骨
A. 前面；B. 正中矢状面；C. 经 S_1 骶孔横切面；D. 后上面

二、骨盆的连接韧带

（一）骨盆环后方韧带

1.骶髂关节由骶骨和髂骨的耳状面构成，关节面凹凸不平，彼此结合十分紧密，关节囊紧张。有骶髂前韧带和骶髂后韧带加强，关节后上方有骶髂骨间韧带填充和连结。骶髂关节具有很强的稳固性，以适应支持体重和传递重力的功能。骨盆与脊柱之间常借以下韧带加固（图 1-4）。

（1）骶髂骨间韧带：是人体最强大的韧带结构，联合髂骨结节部和骶骨构成骶髂复合体，加强后方的稳定性。

（2）骶髂后韧带：分骶髂后短韧带及骶髂后长韧带，短韧带起自髂骨结节和髂骨嵴，斜行经过骶髂关节，止于骶骨外侧嵴和骶关节嵴；长韧带由长纤维束构成，起自髂后上棘，止于骶骨外侧并与骶结节韧带起点会合，覆盖骶髂后短韧带。

（3）骶髂前韧带：外形扁平，由横行和斜行纤维组成，起于骶骨前面，止于相邻髂骨前。

（4）髂腰韧带：为腰方肌表面筋膜的增厚部分，强韧肥厚，由第 5 腰椎横突横行至髂嵴的后上部。

（5）骶结节韧带：位于骨盆后方，起自骶、尾骨的外侧缘，呈扇形，集中附着于坐骨结节内侧缘。其覆盖区域与骶棘韧带交错。骶结节韧带的内侧缘扩张成为镰状韧带缘，并与闭孔筋膜连接，在外侧的上部起点提供了臀大肌的附着点。骶结节韧带构成了骨盆出口的一部分。

（6）骶棘韧带：为一三角形薄束，位于骶结节韧带的前方，起自骶、尾骨侧缘，止于坐骨棘，起始部为骶结节韧带所遮掩。骶棘韧带将坐骨区划分为坐骨大切迹和坐骨小孔，骨盆面覆盖并贴于尾骨肌。

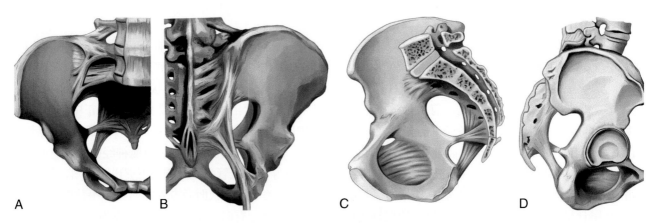

图 1-4　骶髂关节周围韧带
A. 前面；B. 后面；C. 内面；D. 外面

2. 所有的后方韧带共同形成了骨盆的后方张力带，将腰椎与骨盆连接起来以抵御外力。横行的韧带、骶髂后短韧带、骶髂前韧带、髂腰韧带和骶棘韧带抵抗横向扭力，垂直走行韧带抵挡纵向剪切力。这些韧带的共同作用确保了骨盆环后方的稳定性。

（二）骨盆环前方韧带

耻骨联合由两侧耻骨联合面借纤维软骨构成的耻骨间盘连结构成。耻骨间盘中有一矢状位的裂隙，女性较男性的厚，裂隙也较大，孕妇和经产妇尤为显著。在耻骨联合的上、下方分别有连结两侧耻骨的耻骨上韧带和耻骨弓状韧带。耻骨联合的活动甚微。耻骨的固有韧带即闭孔膜封闭闭孔并为盆内、外肌肉提供附着。膜的上部与闭孔沟围成闭膜管，有神经、血管通过。

第二节　骨盆周围血管

大出血是骨盆骨折撕脱伤的严重并发症，可用纱布填塞、血管栓塞等疗法进行止血，因此了解骨盆周围血管的解剖非常重要（图 1-5）。

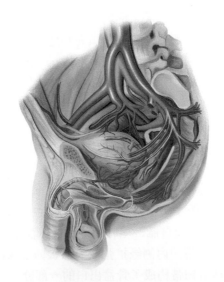

图 1-5　骨盆的血管（正中右侧矢状面）

一、动脉

骨盆动脉，见图 1-6。

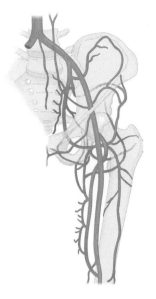

图 1-6 **骨盆动脉**

（一）髂总动脉

腹主动脉平第 4 腰椎下缘的左前方分为左、右髂总动脉。髂总动脉沿腰大肌内侧斜向外下，至骶髂关节前方又分为髂内、外动脉。左髂总动脉的内后方有左髂总静脉伴行，右髂总动脉的后方与第 4、5 腰椎体之间有左、右髂总静脉末段和下腔静脉起始段。

（二）髂外动脉

沿腰大肌内侧缘下行，穿过血管腔隙至股部。髂外动脉起始部的前方有输尿管跨过。男性髂外动脉外侧有睾丸血管和生殖股神经与之伴行，其末段前方有输精管越过。女性髂外动脉起始部的前方有卵巢血管越过，其末段的前上方有子宫圆韧带斜向越过。

（三）髂内动脉

髂内动脉为一短干，长约 4cm，于骶髂关节前方由髂总动脉分出后斜向内下进入盆腔。其前外侧有输尿管越过，后方邻近腰骶干，髂内静脉和闭孔神经行于其内侧。主干行至坐骨大孔上缘处，一般分为前、后两干。髂内动脉按其分布，又可分为壁支与脏支。

1. 壁支

（1）髂腰动脉：发自后干，向外上进入腰大肌的深面，分布于髂腰肌、腰方肌等。

（2）骶外侧动脉：发自后干，沿骶前孔内侧下行，分布于梨状肌、尾骨肌和肛提肌等。

（3）臀上动脉：髂内动脉最大分支，为后干的延续，经骶髂关节至坐骨大切迹 U 形折回臀部，向下经腰骶干和第 1 骶神经前支之间穿梨状肌上孔出盆腔至臀部，分支至臀上部。臀上动脉的髂骨段在骨盆损伤中易被伤及，是大出血的主要原因。

（4）臀下动脉：为前干的终末支，穿梨状肌下孔出盆腔至臀区，分布至臀下部、股后部上部和髋关节等。

（5）闭孔动脉：发自前干，沿骨盆侧壁向前下，穿闭膜管入股部，营养大腿内收肌群、髋关节等。闭孔动脉在穿闭膜管前发出一细小的耻骨支（死亡冠）与腹壁下动脉的耻骨支吻合。

2. 脏支 包括膀胱上动脉、膀胱下动脉、子宫动脉、直肠下动脉及阴部内动脉等，供养膀胱、生殖器和部分直肠。

二、静脉

髂内静脉位于髂内动脉的后内侧，在骨盆上口、骶髂关节前方与髂外静脉汇合成髂总静脉。髂内静脉的属支一般均与同名动脉伴行，也分为脏支和壁支。壁支的臀上静脉、臀下静脉和闭孔静脉均起自骨盆腔外，骶外侧静脉位于骶骨前面。盆部的静脉数目较多，壁薄且吻合丰富，多环绕各器官形成静脉丛，包括膀胱静脉丛、直肠静脉丛，以及男性的前列腺静脉丛，女性的子宫静脉丛、阴道静脉丛及卵巢静脉丛等。各丛汇合成静脉干，多数汇入髂内静脉。盆腔内静脉丛无瓣膜，各丛之间的吻合丰富可自由交通，有利于血液的回流。骨盆创伤可导致静脉丛大出血。

第三节 骨盆周围神经

骨盆神经主要由腰丛神经、骶丛神经及内脏神经构成。

一、腰丛神经

腰丛神经由 T_{12} 前支的一部分、L_1 ～ L_3 及 L_4 前支的一部分组成，偶有 T_{11} 和 L_5 加入（图 1-7）。腰丛位于腰大肌深面、椎横突的前方。腰丛发出的分支除就近分支位于附近的髂腰肌和腰方肌外，大部分分支分布于髂腹股沟区、大腿前和大腿内侧部。腰丛各分支的顺序由上至下分布：髂腹下神经 — 髂腹股沟神经 — 生殖股神经 — 股外侧皮神经 — 股神经 — 闭孔神经。其中相邻神经有合并或彼此替代功能的现象，因此腰丛神经存在多样化的解剖变异。

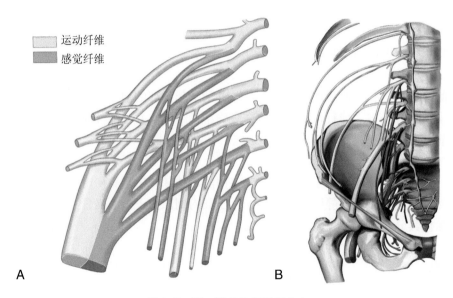

图例：
- 运动纤维
- 感觉纤维

A   B

图 1-7 腰、骶丛神经及其分支
A. 不带骨结构的腰、骶丛神经图；B. 带骨结构的腰、骶丛神经图

（一）髂腹下神经

髂腹下神经多来自 T_{12}、L_1，其分支分布于腹壁肌肉，其感觉支分布于臀外侧区、腹股沟区及下腹部的皮肤。

（二）生殖股神经

生殖股神经多来自 L_1、L_2，神经自腰大肌穿出后在其表面下行，越过输尿管后方行至腹股沟区。在腹股沟韧带上方分为生殖支和股支。生殖支进入腹股沟管内，分布于提睾肌和阴囊，或随子宫圆韧带分布于大阴唇。股支则穿过股鞘和阔筋膜分布于股三角区的皮肤。

（三）髂腹股沟神经

髂腹股沟神经多起自L_1，位于髂腹下神经下方，较髂腹下神经细小，其肌支分布于沿途附近的腹壁肌肉，皮支分布于腹股沟部、阴囊或大阴唇的皮肤。

（四）股外侧皮神经

股外侧皮神经多来自L_2、L_3，有时在腰大肌内与股神经合并下行，有时与生殖股神经合并同行，从腰大肌外侧缘穿出后向前外侧走行，横过髂肌表面后至髂前上棘内侧，后越过腹股沟韧带离开髂窝进入股部。在髂前上棘下方 5～6cm 穿出深筋膜分布于大腿前内侧部皮肤。

（五）股神经

股神经由L_2～L_4前支的后股组成，是腰丛神经最大分支，一般在第 4 腰神经平面合成，出现于腰大肌下部外缘，在腰大肌与髂肌之间下行到达腹股沟区，随后穿过腹股沟韧带中点稍外侧部位，于股动脉外侧进入大腿股三角区，并在股三角区发出数条分支神经。其中肌支主要分布于髂肌、耻骨肌、股四头肌及缝匠肌。皮支分为股中间皮神经、股内侧皮神经及隐神经。

（六）闭孔神经

闭孔神经主要由L_2～L_4前支的前股组成，以L_3为主。自腰丛神经发出后在腰大肌内侧缘穿出，在髂总动脉后方进入真骨盆，贴骨盆内侧面伴闭孔血管向前走行，穿闭孔膜出盆腔后分前、后两支分别在短收肌的前、后方发出至大腿内侧区。出盆前支沿闭孔外肌前面下行，行于耻骨肌、长收肌及短收肌之间，同时分出股内侧皮支分布于大腿内侧，发出分支至耻骨肌和股动脉。后支在闭孔外肌上部穿出，行于短收肌和大收肌之间，含有支配短收肌、大收肌及髋关节的纤维束。闭孔神经紧贴于骨盆内侧壁走行，累及方形区的骨盆髋臼骨折导致闭孔神经受累。

1. 闭孔神经易受损的部位

（1）闭孔神经近骶髂关节处，骶髂关节周围骨折或脱位可累及。

（2）闭孔神经近方形区处仅隔一薄层肌肉或直接与盆壁相贴，方形区骨折时可损伤闭孔神经。

（3）在闭孔膜管处，耻骨上支骨折可损伤闭孔神经。

2. 闭孔神经主要支配收肌运动及大腿内侧皮肤感觉功能，一旦闭孔神经受损，可表现为：

（1）股内收肌收缩障碍：股内侧面稍显凹陷，大收肌斜行纤维萎缩。

（2）运动障碍：大腿内收功能受损或丧失，正常行走时下肢运动于矢状面平面上，内收肌麻痹后患肢向外摆动，接触地面不稳、站立不稳，两下肢交义动作受限；同时闭孔外肌麻痹，患肢外旋无力。

（3）大腿内侧感觉障碍不明显，因股内侧面神经分布区有重叠。

二、骶丛神经

骶丛神经由来自腰丛的腰骶干和所有的骶、尾神经前支组成，其组成可有变异。从参与组成的脊神经数目来看，骶丛神经是全身最大的脊神经丛。腰骶干神经由第 4 腰神经前支的部分神经和第 5 腰神经前支的所有神经在腰丛神经下方合成，随后下行越过盆腔上口进入小骨盆，加入骶丛神经。

骶丛神经位于盆腔内，紧贴于骨盆后壁，在骶骨和梨状肌的前面，骶血管的后方。骶丛分支可分为两大类：短距离走行的分支，分布于邻近肌肉；走行距离较长的分支，分布于臀部、会阴、股后部、小腿和足部的肌肉及皮肤。

（一）臀上神经

臀上神经来自L_4～S_1后股，由腰骶干的上缘发出后，伴臀上血管经梨状肌上孔出盆腔至臀部，行于臀中、小肌之间。在这两肌肉之间分为上、下两支，分布于臀中肌、臀小肌和阔筋膜张肌。

（二）臀下神经

臀下神经发自L_5～S_2后股，离开骶丛神经后伴臀下血管与坐骨神经一同经梨状肌下孔出盆腔至臀部，在臀大肌深面分出数条分支支配臀大肌。至股方肌的神经由L_5和S_1的前股发出，经梨状肌下孔至臀区，于闭孔内肌腱、孖肌深部与坐骨之间下降，从前面支配下孖肌和股方肌。至闭孔内肌的神经由L_5～S_2前股发出，经梨状肌下孔至臀区发出分支至上孖肌，继于阴部内动脉外侧，跨过坐骨棘，经坐骨小孔至会阴，在闭孔内肌内侧面进入该肌肉。

（三）股后皮神经

股后皮神经由 $S_1 \sim S_3$ 纤维组成，发出分支分布于臀区、股后区和腘窝皮肤。

（四）阴部神经

阴部神经起自 $S_2 \sim S_4$，在会阴部主要分支有：肛神经（直肠下神经）、会阴神经和阴茎（阴蒂）背神经。直肠下神经分布于肛提肌、肛门外括约肌、肛管下部及肛门周围的皮肤；会阴神经与阴部血管伴行分布于会阴肌肉以及阴囊（大阴唇）的皮肤；阴茎背神经或阴蒂神经行于阴茎或阴蒂的背侧，分布于阴茎或阴蒂的海绵体及皮肤。

（五）坐骨神经

坐骨神经主要由 $L_4 \sim S_3$ 前股组成，为全身最粗大、行程最长的神经。坐骨神经从骶丛神经发出经梨状肌下孔出盆后到臀大肌深面，在坐骨结节与大转子连线的中点深面下行到股后区，继而行于股二头肌长头的深面，在腘窝处分为胫神经及腓总神经两大终支。坐骨神经在股后区发出肌支支配股二头肌、半腱肌和半膜肌，同时也有分支到髋关节。

坐骨神经变异较为常见，主要表现在坐骨神经出盆腔时与梨状肌的不同关系及坐骨神经分为两大终支时的不同部位。坐骨神经以单个形式从梨状肌下孔出盆腔最为常见，由于骶丛、骶髂关节和骶骨盆面贴近，容易受到压迫性损伤，骶髂关节疾病可累及腰骶干，其他骨盆畸形如垂直骶骨、扁宽骨盆、隆起的骶髂关节和隆起的坐骨棘等都可对骶丛神经造成压迫。当出现严重的骶丛神经压迫性损伤时，损伤部位多为构成腓总神经的神经纤维部分，来自 L_4、L_5 和 S_1 的纤维最多且贴近骨面，损伤后出现小腿前外侧面、足背的感觉丧失和小腿前外侧肌群运动障碍，出现马蹄足畸形（足下垂和内翻）。

三、盆部的内脏神经

盆部的内脏神经主要有骶交感干神经、盆内脏神经、肠系膜下丛神经、上腹下丛神经及盆丛神经（下腹下丛神经）等。

第四节　骨盆的生物力学传导

骨盆环由后方的骶骨、髋骨、骶髂关节，以及前侧的耻骨联合形成，主要功能是支持、连接上下支和传导作用力，同时保护盆腔内脏器官免受损伤。

耻骨上、下支构成了前侧骨盆环的大体形态，维持了骨盆环的形态和稳定性，同时抵抗生理性与外力的作用力。骨盆后部为承担生理载荷的主要部位：骶股弓与骶坐弓。

在坐位时重力线由骶骨经两侧骶髂关节到两侧坐骨结节；在站立位时重力线由骶骨经两侧骶髂关节到两侧髋关节。骨盆前部为联结弓，一条经两侧耻骨体及其上支与骶股弓连结，另一条经两侧耻骨下支及坐骨与骶坐弓相连。两条联结弓起增强主弓的作用（图1-8）。当骨盆受到前后方向的挤压时，组成骨盆联结弓的耻骨支较细，首先发生骨折。当骨盆环的完整性被破坏之后，如果挤压仍未消失，承重弓也将发生骨折。

骨盆的稳定性主要依靠骨盆后部的骶髂复合体，取决于骶骨与髂骨在结构上的特点。骶骨上宽下窄，嵌于左右两块髂骨之间，负重越大，与两侧髂骨结合越紧密（图1-9）。在横断面，骶骨耳状面前宽后窄，当承受张应力时应力越大，结合程度越紧密（图1-10）。微观上看，骨盆骨小梁的分布按照应力分布方向排列。横断面上，骨小梁自后向前按骨盆形态呈环形分布（图1-11）；矢状面上骨小梁集中在髂骨翼、弓状线、髋臼后上部及坐骨结节等部位，起到对抗应力载荷的作用（图1-12）。

同时，骶髂关节及周围韧带在维持其生物力学稳定方面也发挥着重要作用（图1-13）。构成骶髂关节的髂骨和骶骨面可以分为两部分：下部的关节面和上部的结节面。骶骨的关节面覆盖透明软骨，相邻的髂骨面由纤维软骨覆盖。站立位时体重将骶骨在两侧髂骨翼之间压向下方，引起髋骨后移、耻骨支上移、骶骨向背腹侧旋转。而后方的韧带复合体有力地限制了髂骨的后移。

　　耻骨联合可提供一定稳定性。耻骨联合在生理情况下有一定的活动度，妊娠、分娩期间可开大，由于骨盆后方骶髂韧带完整，骨盆仍可以保持相对稳定。但是，如果耻骨联合分离、髋骨间隙过宽，骶髂韧带松弛，最终导致骶骨向前移位，破坏整个骨盆的稳定性（图 1-14）。

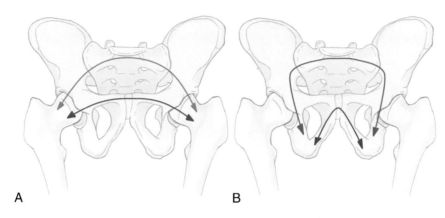

图 1-8　**骨盆弓**
A. 骶股弓；B. 骶坐弓

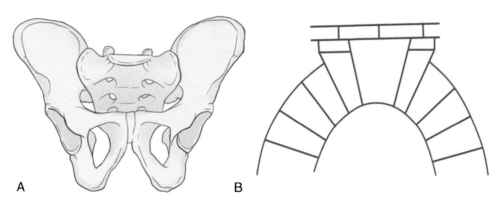

图 1-9　**盆拱顶式结构垂直平面**
A. 骨盆模型出口位；B. 受力分析模型

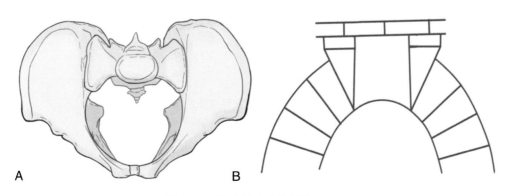

图 1-10　**骨盆拱顶式结构横向平面**
A. 骨盆模型入口位；B. 受力分析模型

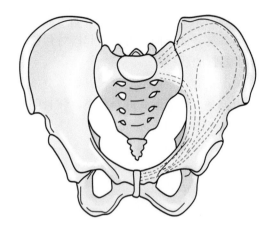 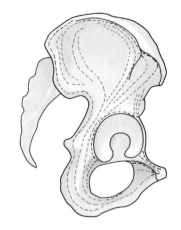

图 1-11 骨盆骨小梁　　　　　　　图 1-12 纵行方向骨小梁集中部位

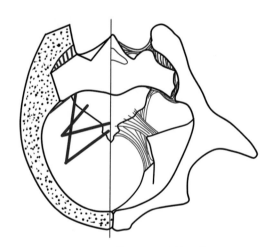

图 1-13 骨盆环及支持韧带

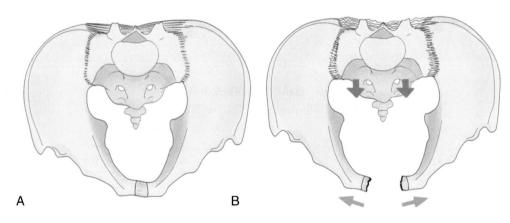

图 1-14 耻骨联合对骨盆环有稳定作用

A. 正常骨盆；B. 耻骨联合分离模型

第 2 章　腹直肌外侧入路的由来

骨盆盆内手术入路相当于普通外科的腹部手术，理想的手术切口应满足安全、易达、可延展性的要求。常用的骨盆髋臼前方手术入路中髂腹股沟入路具有安全性和可延展性，但其通过从外侧向内显露，较难到达髋臼关键区域——方形区，同时对骶髂关节及其内侧显露也较为困难。Stoppa 入路是普通外科用于修补疝的手术入路，是从腹部中间向外侧显露，对方形区显露充分，但对骶髂关节、骨盆缘上方及髂骨显露有局限。

一、普通外科剖腹探查切口

普通外科的腹部旁正中切口常用于诊断不明确的急腹症，故又称剖腹探查切口。其优点是操作简单，容易延长，不损伤腹直肌及肋间神经，愈合较好。

（一）体位与麻醉

仰卧位，全身麻醉或硬膜外麻醉。

（二）皮肤切口

位于腹中线两侧 2cm 左右，直行切开皮肤、皮下组织，显露腹直肌前鞘；切口上、下位置及长度视病情而定。

（三）显露

用血管钳提起腹直肌前鞘的内侧缘，将腹直肌向外侧剥离，显露腹直肌后鞘（腹白线以下无腹直肌后鞘），切开腹直肌后鞘，可见腹膜及腹膜外脂肪。

剖腹探查切口与腹直肌旁切口有类似之处，腹直肌旁切口是沿腹直肌前鞘外侧缘切开腹直肌前鞘，显露腹膜外脂肪。二者区别在于：

1. 剖腹探查切口将腹直肌拉向外侧，腹直肌旁切口是将腹直肌牵拉向内侧。

2. 剖腹探查切口不切断肋间神经，对腹直肌的血供、神经支配无影响，腹直肌旁切口切断腹直肌的神经支配，并结扎腹壁下血管，对腹直肌神经支配的血供造成影响，可导致腹直肌萎缩。

3. 剖腹探查切口切开及缝合前鞘均位于腹中线，发生腹壁疝的可能性小，而腹直肌旁切口位于腹直肌外缘，仅缝合腹直肌前鞘，术后发生腹壁切口疝的可能性增加。

二、阑尾炎切口

右下腹麦氏切口（McBurney 切口）即阑尾炎切口。

（一）体位与麻醉

仰卧位，全身麻醉或硬膜外麻醉。

（二）皮肤切口

自脐与髂前上棘连线的中外 1/3 点做一与此线垂直的切口，切口长 5～6cm，切开皮肤、皮下组织，按腱膜方向剪开腹外斜肌腱膜。

（三）显露

用牵开器将腹外斜肌腱膜向两侧牵开，先沿腹内斜肌方向剪开肌膜，术者与助手各持一把直止血钳交替插入腹内斜肌与腹横肌内，边撑开边分离肌纤维，显露腹膜及腹膜外脂肪。

阑尾炎切口与右侧的腹直肌外侧切口有类似之处，腹直肌外侧切口是切断腹壁肌肉后显露腹膜外脂肪，且切口更偏向下方，显露至耻骨结处。腹直肌外侧入路切口不切断肋间神经，不结扎腹壁下血管，对腹直肌的血供、神经无影响，不会引起腹直肌萎缩。

由于美观等因素，在阑尾炎手术时选择下腹壁横切口，切口方向与腹壁皮纹方向一致，相当于比基尼切口，腹直肌外侧入路也可选择比基尼切口。

三、脊柱外科倒 "八" 字切口

腰骶椎结核病灶清除及腰骶椎间盘前路切除融合手术常选择腰骶椎手术前方入路，即倒 "八" 字切口 —— 腹前壁斜切口，是腹直肌外侧入路的初始雏形，切口显露范围的下半部分相当于腹直肌外侧入路的上半部分，即中间窗和骶前窗。

（一）麻醉与体位

仰卧位、全身麻醉。

（二）皮肤切口

起自第 12 肋末端，斜向下止于耻骨结节上 5 ～ 6cm；如腰椎结核宜双侧同时做切口，切口呈倒 "八" 字形（图 2-1）。

（三）显露

切开皮肤、皮下组织后，沿腹外斜肌的肌纤维方向切开腹外斜肌筋膜，分离腹外斜肌，切断腹内斜肌、腹横肌、腹横筋膜可见腹膜及腹膜外脂肪；用湿纱布自侧腹膜将腹膜连同腹膜内组织一同推向中线，显露腰大肌内侧缘、椎体外缘及大血管。

倒 "八" 字切口可显露骶髂关节周围、S$_1$ 椎体前方，显露范围相当于腹直肌外侧入路的中间窗和骶前窗，可进行骶髂关节周围骨折脱位的处理、腰骶干神经探查松解、骶骨翼骨折的复位固定等。

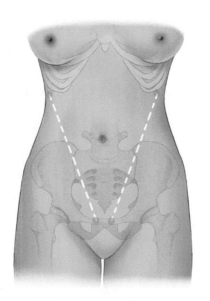

图 2-1　倒 "八" 字切口

四、腹直肌外侧入路

腹直肌外侧入路正好借用倒 "八" 字切口的下半部分，皮肤切口起自脐与髂前上棘连线的外 1/3 点，斜向内下方止于耻骨结节内上方 1cm 处，在右侧皮肤切口类似于阑尾炎的麦氏切口。

（一）比基尼切口

为满足部分患者美观需求，结合腹壁软组织的可牵拉、延伸性的特点，笔者对经典腹直肌外侧切口进行了改良：即皮肤切口沿腹壁的皮纹切开，深部操作与经典腹直肌外侧入路一样。

1. 体位与麻醉　仰卧位、全身麻醉。

2. 皮肤与切口　起自髂前上棘内下方 1 ～ 2cm 处，沿皮肤纹理方向向内侧切开皮肤，止于耻骨结节内上方 2 ～ 3cm 处，与经典腹直肌外侧切口正好交叉（图 2-2）。

3. 皮下显露　切开皮肤、皮下组织，显露腹外斜肌腱膜，在腹外斜肌腱膜表面进行皮下组织的少许分离。斜行切开腹外斜肌筋膜，切断腹内斜肌、腹横肌、腹横筋膜可见腹膜及腹膜外脂肪。

4. 深层显露　根据骨折分类、形态，通过腹直肌外侧入路的内侧窗、中间窗、外侧窗及骶前窗显露手术部位。比基尼切口适合于青年女性及有美观需求的患者，对于体型偏瘦、皮下脂肪严重缺乏的患者不适合采用此手术切口。

（二）延伸入路

部分患者同侧骨盆髋臼骨折合并股骨颈骨折、股骨头骨折、髋臼前壁骨折等，需联合多个手术入路，创伤相对较大。结合腹壁软组织的可牵拉、延伸性的特点，笔者对腹直肌外侧切口进行了改良：皮肤切口偏外侧并直行向下，延伸至腹股沟韧带下方，与直接前方入路（DAA）进行结合显露。

1. 体位与麻醉　仰卧位、全身麻醉。

2. 皮肤与切口　自脐与髂前上棘连线的中外 1/3 点，做一向下直切口，经腹股沟韧带向下至大腿近端约 12cm（图 2-3）。

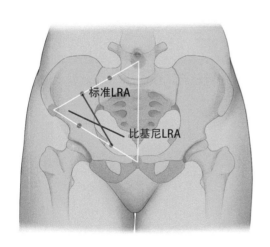
图 2-2　比基尼切口

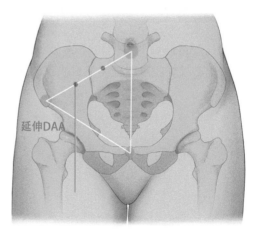
图 2-3　延伸 DAA 切口

3. 皮下显露　切开皮肤、皮下组织，上段显露腹外斜肌腱膜，在腹外斜肌腱膜表面进行皮下组织的少许分离。斜行切开腹外斜肌筋膜，切断腹内斜肌、腹横肌、腹横筋膜可见腹膜及腹膜外脂肪。切口下段显露股直肌，皮下做少许分离后按直接前方入路标准操作进行深层显露，处理股骨头骨折、股骨颈骨折及部分髋臼前壁骨折。

4. 近端深层显露　根据骨折分类、形态，通过腹直肌外侧入路的内侧窗、中间窗、外侧窗及骶前窗进行显露，适用于骨盆髋臼骨折合并同侧股骨颈、股骨头骨折及部分髋臼前壁骨折。

第一节　腹直肌外侧入路解剖路径

　　腹直肌外侧入路是通过全层切开腹壁肌肉后沿腹膜外进行分离，将腹膜向内侧牵拉，深层通过内侧窗、外侧窗、中间窗和骶前窗显露整个半骨盆环。腹直肌外侧入路的皮肤体表标志是位于脐与髂前上棘连线的外 1/3 点与腹股沟韧带内 1/3 点之间（图 3-1），根据骨折的位置、形态、复杂程度可向外延长或缩小切口长度，一般 6～10cm 为宜，足够显露整个半骨盆环。

　　按皮肤切口标志线全层切开皮肤至深筋膜，在深筋膜层表面用骨膜剥离器潜行分离皮肤及皮下组织，在切口内下方找到腹股沟深环、耻骨结节（腹直肌止点，图 3-2）；在腹股沟深环内侧约 1cm、耻骨结节外侧斜向外上方切开腹外斜肌腱膜、腹外斜肌、腹内斜肌、腹横肌（图 3-3）及腹横筋膜达腹膜外。见腹膜外脂肪后用 2 把血管钳分别夹住两侧全层腹壁肌肉组织并向上提起，用一手指伸入到腹膜外，并在腹膜外潜行分离腹膜与腹壁肌肉（图 3-4），将腹膜与腹横筋膜分离，注意不要弄破腹膜。为避免腹壁肌肉分层可用 4 号丝线将腹外斜肌腱膜、腹外斜肌、腹横肌及腹横筋膜缝合，便于手术结束后全层缝合肌肉层。

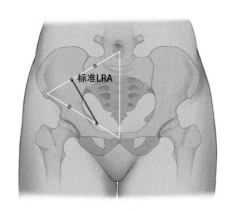

图 3-1　腹直肌外侧入路皮肤体表标志

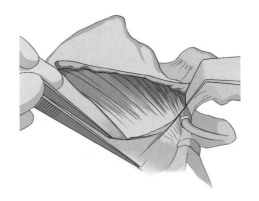

图 3-2　切口内下方腹股沟深环、耻骨结节

　　腹直肌外侧入路与其他骨盆髋臼前方入路显露有区别。前面（图 3-5）：髂腹股沟入路位于最外侧，改良 Stoppa 入路位于中间，腹直肌旁入路位于腹直肌外缘，腹直肌外侧入路偏外侧；横断面（图 3-6）：髂腹股沟入路沿髂骨骨面向内显露骨折，改良 Stoppa 入路、腹直肌旁入路、腹直肌外侧入路均为腹膜外显露，显露的路径略有不同。从横断面可以看出改良 Stoppa 入路因距离髂骨翼较远不能显露髂骨翼，处理该区域骨折时需辅助髂窝入路；腹直肌旁入路也存在与 Stoppa 入路同样的问题。

　　腹壁皮肤及肌肉的神经支配主要是肋间神经，从神经走行方向与切口的方向来看（图 3-7），髂腹股沟入路对股外侧皮神经影响较大，腹直肌旁入路可能会影响中间腹壁皮肤及腹直肌的神经支配，而腹直肌外侧入路的走行方向正好与肋间神经走行方向平行，对皮肤和肌肉的神经支配影响最小。

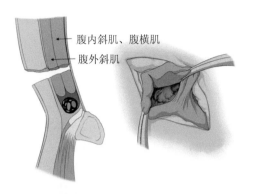

图 3-3　腹外斜肌、腹内斜肌、腹横肌

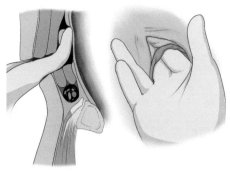

图 3-4　腹膜外潜行分离腹膜与腹壁肌肉

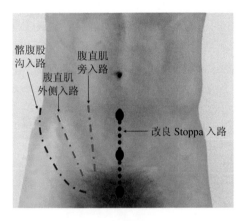

图 3-5　前面观

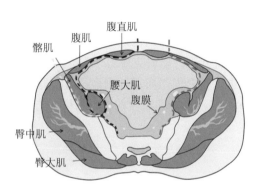

图 3-6　横断面

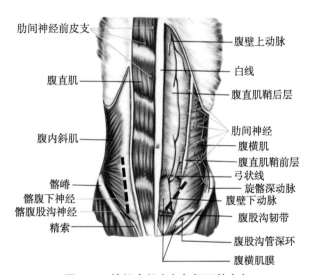

图 3-7　神经走行方向与切口的方向

第二节　腹直肌外侧入路深层显露

　　腹直肌外侧入路深层通过内侧窗、中间窗、外侧窗及骶前窗显露自耻骨联合至骶前正中的整个半骨盆环。

一、内侧窗

　　将腹壁肌肉向两侧牵开后可见腹膜表面由髂外血管发出的腹壁下血管（图 3-8）、外侧腹壁肌肉的下方精索（女性为子宫圆韧带），找到耻骨结节用拇指自耻骨结节贴耻骨上支内侧面向髋臼窝方向滑动，分离附着的软组织（耻骨支内侧面无肌肉附着，较光滑），用 S 拉钩将腹膜连同内部器官、腹直肌等牵拉向内侧，腹壁下血管和精索拉向头侧，腹壁肌肉拉向外下方，显露内侧窗（图 3-9）。通过内侧窗表层可显露的结构有耻骨结节、耻骨联合、耻骨上支（髋臼前柱）、髂耻隆突、髋臼前壁、死亡冠（图 3-10）。死亡冠为腹壁下血管或髂外血管与闭孔血管的吻合支，65% 的人有此血管，多为静脉，经闭孔紧贴耻骨上支横跨向上连接髂外血管，其全程均在手术视野中，手术中可直接结扎处理。向内下方分离可显露耻骨下支、闭孔神经、闭孔血管、髋臼内侧缘，以闭孔环的外缘即髋臼内侧缘为骨性标记，在真骨盆环内侧缘行钢板固定时偏向内侧置入下方耻骨支螺钉，跨 2 个钉孔向髋臼上方置入近端固定螺钉，两螺钉呈"八"字形置入，可确保螺钉不进入髋臼内。向后外侧牵拉可显露髋臼方形区、髋臼后柱内侧缘（图 3-11），显露范围相当于改良 Stoppa 入路，可处理髋臼前柱、前壁、方形区骨折。

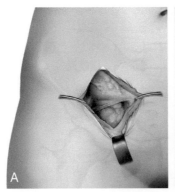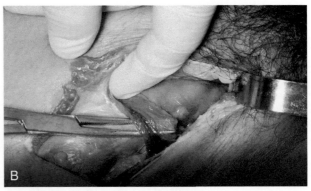

图 3-8　腹膜表面由髂外血管发出的腹壁下血管

A. 示意图；B. 实体图

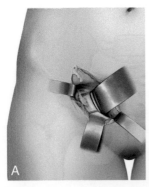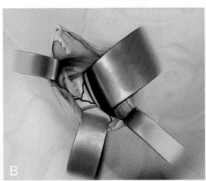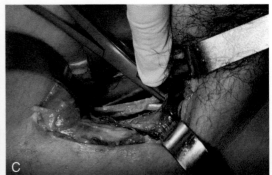

图 3-9　内侧窗的显露范围

A、B. 示意图；C. 实体图

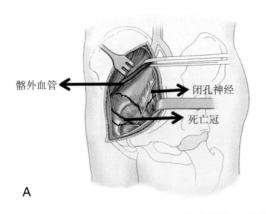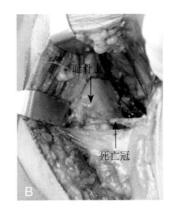

图 3-10　显露内侧窗可见耻骨支及死亡冠
A. 示意图；B. 实体图

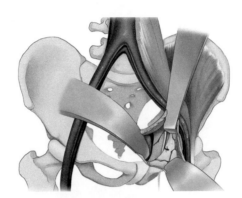

图 3-11　显露方形区、闭孔神经、髋臼后柱内侧

二、中间窗

在切口上半部分将腹壁肌肉提起牵向上，在腹膜外沿髂窝将腹膜及其内在组织向内侧游离，并牵向内侧，可见髂腰肌表面的股外侧皮神经；在髂腰肌内侧可见与之平行的髂外血管，髂外动脉紧贴髂腰肌内侧，其内下方为髂外静脉（图 3-12）。沿髂腰肌与髂外动脉间的疏松组织间隙用骨膜剥离子钝性分离，其下方为髂骨的弓状线，沿弓状线髂外血管与髂腰肌间的间隙向远、近端进行分离并向两侧牵开，注意保护好髂外血管。沿弓状线切开髂腰肌筋膜，近端显露至骶髂关节，远端显露至髂耻隆突，在此与内侧窗相通（图 3-13）。内侧窗与中间窗之间为髂血管束、精索、腹壁下血管，不游离髂血管、精索可起到保护髂血管的作用；不分离精索可降低腹膜破裂的概率。内侧窗与中间窗相通，走行正好与手术切口方向一致，将髂血管束、精索、腹壁下血管牵拉向内侧，可通过中间窗显露闭孔环处；牵拉向外侧可通过内侧窗显露至坐骨大孔。中间窗、内侧窗均可显露整个髋臼方形区内侧面，可根据骨折情况选择窗口进行显露。

骶髂关节前表面布满骶前静脉丛，紧贴于骨面，双极电凝止血时须辨别闭孔神经、腰骶干神经，避免损伤。在骶髂关节下方偏髂窝侧有一滋养孔（图 3-14），手术显露时部分患者可见大量血液涌出，先压迫止血，迅速用骨蜡封堵，如果滋养孔太大骨蜡封堵失败可用小螺钉置入止血。通过弓状线骨膜下向髂骨侧剥离，可显露髂窝及骶髂关节后半部分，显露髋臼前壁顶上方将髂外血管进一步向远端分离，应注意旋髂深血管（是髂外血管自髂总血管分出后的第一个分支），找到后结扎即可；经此窗口向远端显露到腹股沟韧带水平，充分显露髋臼前壁、髂前下棘，处理此处骨折相对容易。

沿弓状线骨膜下向内侧剥离，内后方为坐骨大孔下缘，也是髋臼后柱内侧面；紧贴髋臼后柱内侧骨面向深层剥离可显露坐骨棘、坐骨小切迹；向远端剥离可显露闭孔上缘，这样整个髋臼方形区均可在直视下显露（图 3-15），可复位固定髋臼后柱、方形区，也可在后柱内侧表面自后柱螺钉进钉点指向坐骨棘或坐骨小切迹放置定位导针，在平行导针直视下置入后柱螺钉导针（图 3-16），透视导针位置满意后置入后柱螺钉,可提高后柱螺钉的置入精度,减小导针从内或外侧穿出风险,并减少透视次数。

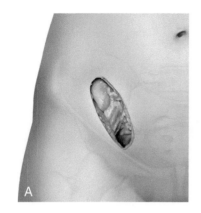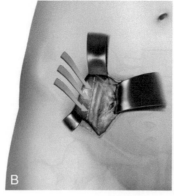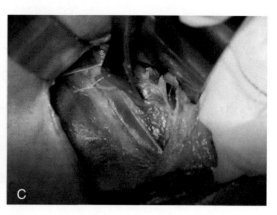

图 3-12 髂腰肌、髂外血管

A、B. 示意图；C. 实体图

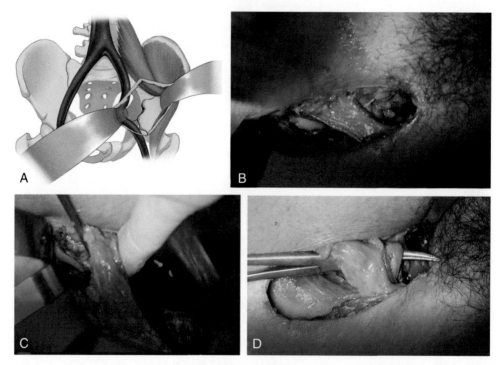

图 3-13 中间窗

A. 示意图；B～D. 实体图

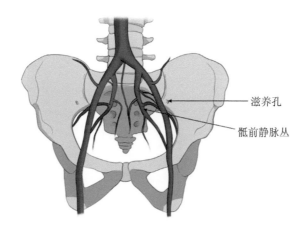

图 3-14　骶前静脉丛及滋养孔

显露骶髂关节后沿骶骨翼表面向内侧仔细游离可见闭孔神经，闭孔神经在骶骨前方走行相对表浅、松弛，可向内侧或外侧牵拉；在闭孔神经内下方是腰骶干神经（图 3-17），紧贴骶骨耳状面进入坐骨大孔，与 S_1、S_2 神经根构成坐骨神经。Tile C 1.3 型骨盆骨折多发生于腰骶干神经下方，常伴有腰骶干神经损伤，可通过中间窗窗口进行骨折复位、腰骶干神经减压松解。

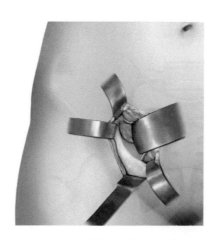

图 3-15　向远端剥离可显露闭孔上缘

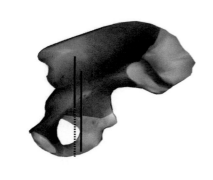
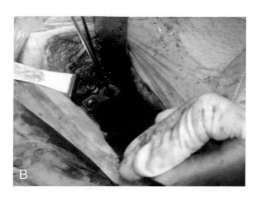

图 3-16　平行导针直视下置入后柱螺钉导针
A. 示意图；B. 实体图

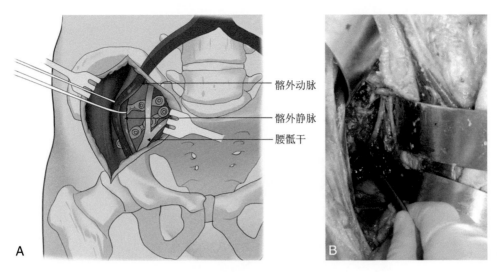

髂外动脉

髂外静脉

腰骶干

图 3-17　闭孔神经内下方是腰骶干神经

A. 示意图；B. 实体图

三、外侧窗

通过中间窗外侧部分将腹壁肌肉提起牵向外上至髂缘，用髋臼拉钩将皮肤、肌肉层组织牵向外侧，沿髂嵴内侧缘切断髂肌止点，骨膜下向髂窝剥离可显露整个髂骨内侧面（图 3-18），可进行髂骨翼骨折、髂窝骨折的复位、固定，并可延伸到髂前下棘，使整个髂骨的旋转移位得以较好的纠正。外侧窗操作相对简单，相当于髂骨内板取骨的显露方式。

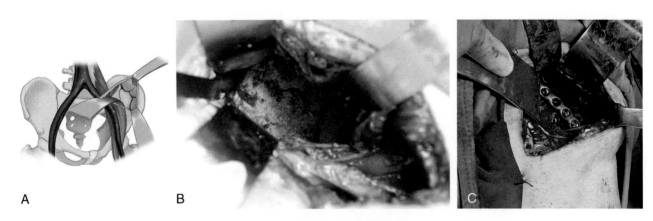

图 3-18　外侧窗

A. 示意图；B、C. 实体图

四、骶前窗

显露中间窗后将髂血管牵拉向外侧，沿腹膜后、髂外血管束内侧疏松结缔组织间隙进行分离，可见在髂总血管表面的输尿管将其拉向外侧，直接显露骶前正中，找到 L_5/S_1 椎间盘和骶岬，骶正中血管可牵拉向对侧；沿前纵韧带表面向外侧谨慎分离，可显露骶 1、骶 2 孔（图 3-19）；与中间窗相通联动进行骶骨 Denis Ⅱ 区骨折的复位。显露 S_1、S_2 神经根的骶前孔、骶 1 椎体，进行骶 1 椎体骨折脱位的复位与固定，S_1、S_2 神经孔骨折块的卡压减压等。骶前窗相对位置较深，解剖结构复杂，术中一旦出现大出血将危及患者生命，医师必须要有相当熟悉的解剖知识和丰富的临床经验。

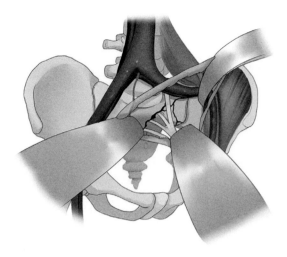

图 3-19　骶前窗

第三节　腹直肌外侧入路优缺点

一、优点

腹直肌外侧入路属于前方入路，适用于几乎所有的骨盆骨折（尤其是合并神经损伤需经前方探查松解者），也适用于髋臼前柱骨折、前壁骨折、横形骨折、前方伴后横形骨折、T 形骨折及双柱骨折，还适用于需行截骨手术的陈旧性骨盆、髋臼骨折。腹直肌外侧入路最大优势是处理骨盆骨折合并同侧髋臼骨折。

1. 可直视下很好地显露骨盆和髋臼的前方、内侧，中间窗和内侧窗能充分显露髋臼前壁、前柱、后柱、方形区，外侧窗可显露髂骨翼，中间窗和骶前窗可显露骶髂关节周围、骶前区域，对整个半骨盆环均能直视下进行显露。髋臼骨折固定方式较为灵活，前柱钢板可放置在弓状线上方，也可放置在真骨盆缘（图 3-20）；后柱可选择通道螺钉固定、髂坐钢板固定（图 3-21）；方形区可选择排钉固定，也可在方形区表面放置阻挡钢板固定（图 3-22），还可选择髋臼一体化翼形钢板固定（图 3-23）。

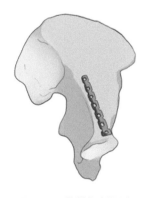

图 3-20　前柱钢板固定

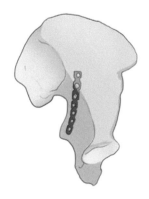

图 3-21　髂坐钢板固定

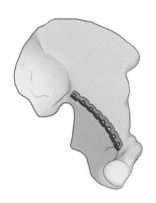 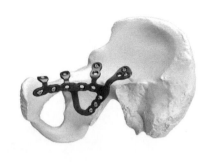

图 3-22　阻挡钢板固定　　　　　　图 3-23　髋臼一体化翼形钢板固定

2. 除切断腹壁肌肉外，其他均为肌肉间隙间显露，创伤相对较小，不用剥离髂骨外侧肌群，因而髋外展活动正常，有利于术后快速康复。

3. 腹直肌外侧入路的切口方向与髂血管、神经走行一致，均为纵向显露，对血管、神经的横向牵拉少，血管神经牵拉损伤风险低。

4. 在内侧窗与中间窗之间为髂血管束、精索、腹壁下血管，不游离髂血管、精索，可起到保护髂血管的作用；不分离精索可降低腹膜破裂的概率。因髂腰肌与骨盆疏松连接，术后异位骨化率低。

5. 直视下复位、固定骨折，解剖复位率高，固定方便。

二、缺点和风险

1. 腹直肌外侧入路是关节外入路，不能直视关节面是最大的缺点，只能通过骨折的间接复位重建关节面。

2. 通过的解剖区域较复杂，尤其是骶髂关节周围及骶前区域，如果不熟悉解剖位置可增加手术的风险。

3. 经腹壁切口进入、腹膜外显露，有同侧腹部手术史的患者慎用。

第4章 髋臼骨折

第一节 横形骨折

横形骨折占髋臼骨折的 7.5%，骨折线经髋臼将一侧半骨盆一分为二，髋臼的前、后柱都断裂。横形骨折通常由高能量的剪切暴力引起，股骨头在髋臼内的移位可以从轻微到完全的中心性脱位，骨折块移位的程度及中心性脱位与骨折预后不良有明显的相关性。髋臼横形骨折的骨折线在矢状面上变异较大，但最常见的是经过髋臼窝的上缘或周围。横形骨折常在冠状面及横断面上出现不同程度的倾斜角度。骨折形成两大骨折块：一块是与髋臼顶部相连的髂骨或上部骨折块，另一块是与不同大小的髋臼前、后柱或前、后壁相连的耻坐骨支骨折块。

横形骨折在 Judet-Letournel 分型中划归简单骨折，但横形骨折临床手术并不简单，前后方入路的选择可根据骨折线的高度、倾斜度、移位程度、旋转程度而决定，既往认为由于髋臼下半部分存在旋转移位，单一入路较难对其进行良好复位，常需前后联合入路才能达到满意的复位和固定。由于腹直肌外侧入路的内侧窗能对前柱、前壁很好地显露，中间窗对髋臼的后柱及方形区显露较充分，因此通过单一腹直肌外侧入路可完成髋臼横形骨折的复位固定。

【病例】

患者男性，57 岁。车祸致左髋部疼痛、活动受限 2 小时入院。入院查体：生命体征平稳，左髋关节无明显肿胀，腹股沟区压痛，左髋关节屈、伸活动明显受限，双下肢等长，足趾血供、感觉正常，活动可。行骨盆 X 线（图 4-1）及 CT（图 4-2）检查示：左髋臼髂耻线、髂坐线不连续，闭孔环完整，股骨头向中心脱位。

术前诊断：左髋臼骨折（Judet-Letournel 分型：横形骨折；三柱分型：B 2.1 型）。

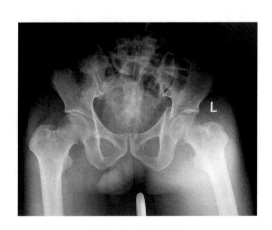

图 4-1 术前 X 线

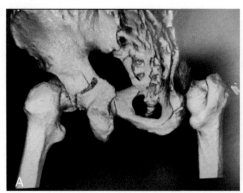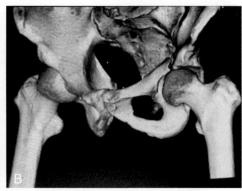

图 4-2　术前 CT

A. 左侧后面；B. 左侧前面

【病情特点及手术入路选择】

（一）病情特点

1. 左侧髋臼髂耻线、髂坐线断裂，闭孔环完整。

2. 后柱轻度外旋。

3. 股骨头向中心脱位。

4. 后壁完整。

（二）手术入路选择

本例诊断为髋臼横形骨折，骨折线位于髋臼上方，前柱移位大，应首选前方入路：髂腹股沟入路、腹直肌外侧入路或改良 Stoppa 入路。经典髂腹股沟入路操作复杂、创伤大，改良 Stoppa 入路对方形区及后柱处理方便，但对前壁显露困难、前壁骨折固定略差，后柱固定如选择髂坐钢板或后柱螺钉需辅助髂窝入路。腹直肌外侧入路的中间窗和内侧窗正对髋臼的前柱、前壁、后柱及髂骨，均能直视下显露进行复位固定。鉴于此，手术入路拟选择腹直肌外侧入路。

【手术过程】

手术在全身麻醉气管插管、平卧位下进行，常规消毒腹盆部及左下肢，左下肢包扎供术中牵引用。取左侧腹直肌外侧入路中间窗进行显露，暴露坐骨大孔并从后柱内侧缘骨膜下剥离至坐骨棘，显露髋臼后柱内侧面。经内侧窗显露前柱，通过两窗在髂血管束下方相通，分别将髂血管束牵拉向内、外侧，中间窗及内侧窗均能显露整个髋臼横形骨折线。直视下复位前柱、后柱骨折后置入顺行后柱螺钉导针、逆行前柱螺钉导针。

1. 后柱顺行螺钉导针置入　通过腹直肌外侧入路中间窗显露坐骨棘及后柱顺行螺钉进针点（骶髂关节下 1.5cm 旁开 1cm 处），将一根克氏针作为指示导针紧贴后柱内侧面自骶髂关节下方 1.5cm 处，指向坐骨棘（图 4-3），再经后柱螺钉标准进针点、平行指导针向坐骨棘方向置入后柱螺钉导针（图 3-16A），感觉导针突出骨质后停止。直视下能看到导针沿后柱内侧骨皮质下方钻入，则导针的位置为最理想且安全；C 形臂 X 线机验证导针未进入髋臼。

2. 前柱逆行螺钉导针置入　通过腹直肌外侧入路内侧窗显露前柱骨折断端，经耻骨联合外下方切开 1cm 切口，找到前柱螺钉进针点（耻骨结节下方 1cm），注意避免伤及精索。经进针点指向前柱断端置入前柱螺钉导针，使前柱骨折端稍加分离，导针通过前柱骨折端髓腔中央则导针位置为最理想，复位前柱骨折后继续置入导针到骨质坚硬处，C 形臂 X 线机验证导针未进入髋臼。

3. 测量导针长度　置入相应长度、直径 7.3mm 空心钉，在螺钉进入加压状态时交替进行前后柱螺钉的加压，并观察骨折线闭合情况，保证骨折解剖复位并骨折端闭合紧密，避免过度加压造成髋臼变浅。

4. 透视　见髋臼轮廓恢复正常，髂耻线、髂坐线、髋臼前后缘线均恢复正常，前、后柱螺钉位置满意（图 4-4），冲洗伤口后缝合，术毕。

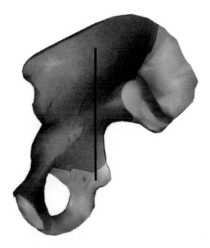

图 4-3　后柱顺行螺钉导针进钉示意图

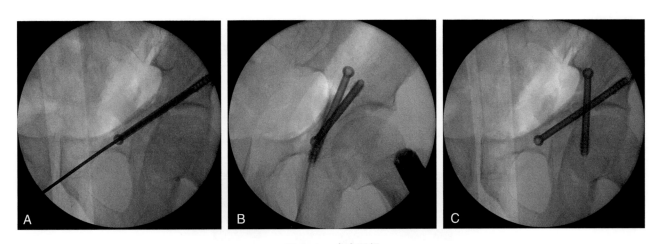

图 4-4　术中透视

A. 经前柱螺钉导针置入前柱螺钉；B. 骨盆正位；C. 闭孔斜位

【经验与体会】

（一）髋臼横形骨折手术入路选择

手术入路的选择取决于横形骨折的水平（骨折线的高度）和其倾斜度（即骨折线在哪侧最高，是否累及髋臼较多的承重部分）、移位程度和旋转程度。骨折线在前侧最高，主要的移位及累及髋臼承重部分的部位都在前侧，应选择前方入路（包括腹直肌外侧入路、髂腹股沟入路、改良 Stoppa 入路）；反之则选择后方入路。髋臼顶残留的完整的关节面越小，通过单一的前入路或后入路手术复位就越困难。

（二）髋臼横形骨折的复位固定方式

单纯的横形骨折复位成功与否主要取决于良好的显露，骨折解剖复位后最终的关键骨折块稳定可以通过拉力螺钉和钢板获得。前方腹直肌外侧入路通过中间窗与内侧窗的联合显露，可直视下通过顶棒顶压、骨钩提拉等技术复位前、后柱，提高髋臼横形骨折的解剖复位率。

在髋臼横形骨折的固定方式中，前柱可选择重建钢板或前柱螺钉固定，可结合术者的喜好和技术水平而定。笔者认为前柱螺钉通道相对较小，置入过程有一定的风险和难度，术中反复透视延长了手术时间；开放复位显露前柱，放置前柱重建钢板不会加重创伤，因此前柱行重建钢板固定更简单、快捷。后柱骨折固定在前方入路中可选择髂坐钢板、后柱通道螺钉等方式。后柱通道螺钉的空间较大，置入较容易，而直径 7.3mm 的空心钉相当于髓内固定，效果稳定，并能纠正后柱的旋转。特别是采用腹直肌外侧入路显露时直视下置入螺钉导针，安全快速。如果较好地掌握了后柱螺钉置入技术，建议选择通道螺钉固定。

第二节　后柱骨折

孤立的髋臼后柱骨折非常少见，占髋臼骨折的 3% ～ 5%，常伴有髋关节后脱位和后壁骨折。典型后柱骨折的骨折线由闭孔延伸至坐骨大切迹，偶尔骨折线仅局限于坐骨区域，骨折块通常后移、内移和内旋，伴随后柱和坐骨结节的旋转。后柱骨折块因受骶结节韧带和骶棘韧带的牵拉常发生内旋，后柱骨折块在股骨头推动下像转门一样后移、内移，移位的骨折块或手术有损伤臀上血管和神经的危险，术前应进行 CT 血管造影（CTA），明确血管情况。

后柱骨折的手术指征主要是髋关节不稳定，Matta 等的髋臼顶弧角测量的方法可用于判断髋臼骨折是否累及负重区，当内顶角＞ 45°、前顶弧角＞ 25°，后顶弧角＞ 70° 时髋臼稳定，可采取非手术治疗。后柱骨折后顶弧角＜ 70° 时髋关节不稳定，最好采用手术治疗。

【病例】

患者男性，39 岁。车祸致右髋部疼痛、活动受限 3 小时入院。入院查体：右髋关节屈、伸活动明显受限，双下肢等长，足趾血供、感觉正常，活动可。骨盆正位 X 线（图 4-5）及 CT 三维重建（图 4-6）示：右髋臼髂耻线完整、髂坐线不连续，闭孔环完整，股骨头向后脱位。坐骨大孔下方骨折线经方形区表面延续至闭孔。

术前诊断：右髋臼骨折（Judet-Letournel 分型：后柱骨折；三柱分型：A2.1 型）。

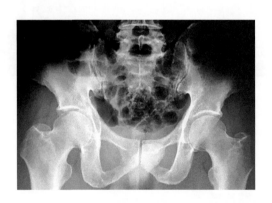

图 4-5　术前骨盆正位 X 线片

【病情特点及手术入路选择】

（一）病情特点

1. 髋臼髂耻线完整，前柱、前壁无骨折。
2. 髂坐线断裂，骨折线自坐骨大孔经方形区表面延伸至闭孔。
3. 后柱轻度后移、内移和内旋。
4. 后壁完整。

（二）手术入路选择

患者诊断明确，髋臼后柱骨折应首选后方入路，经典入路为 K-L 入路。后柱有一缘二面：后缘为坐骨大切迹到坐骨降支，其中三个重要的解剖参考点：① 坐骨大切迹；② 坐骨棘；③ 坐骨小切迹。骶髂关节延伸的较短平直处、坐骨棘宽厚的拐角处和降部组成了坐骨大切迹，越靠近坐骨棘下降部分的边缘越锐利。由于臀上血管神经在坐骨大孔处紧贴骨面由盆内走向后部，当骨折线靠近坐骨大孔时极易伤到臀上血管、神经。内侧面由方形区和坐骨结节的内侧面构成，后面由规则、光滑的后缘和不规则、粗糙的坐骨结节构成。该病例后柱骨折线紧贴坐骨大孔，后路显露时容易伤及臀上血管、神经，如果臀上动脉断裂会导致生命危险，后方 K-L 入路也有较多并发症。后柱的内侧面较光滑，盆内入路中腹直肌外侧入路、Stoppa 入路均能较好地显露后柱内侧面、方形区及闭孔。腹直肌外侧入路能直视下复位后柱，并能直视下纠正后柱的后移、内移和内旋，后柱螺钉结合二窗螺钉可形成后柱骨折的框架固定。鉴于此，手术入路拟选择腹直肌外侧入路。

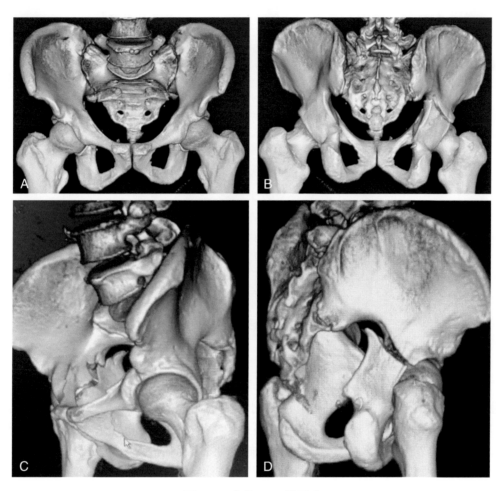

图 4-6　术前 CT 三维重建

A. 三维重建前面；B. 三维重建后面；C. 内侧面；D. 外侧面

【手术过程】

手术在全身麻醉气管插管、平卧位下进行，常规消毒腹盆部及右下肢，右下肢包扎供术中牵引、屈髋松弛髂腰肌。取右侧腹直肌外侧入路中间窗进行显露。暴露坐骨大孔并从后柱内侧缘骨膜下剥离至坐骨棘，显露髋臼后柱内侧面，经内侧窗显露前柱。直视下用顶棒顶压、骨钩提拉坐骨小切迹处，对骨折进行解剖复位，置入后柱螺钉导针、二窗螺钉导针，透视见导针位置理想后置入相应长度的通道螺钉，对后柱形成三角框架固定（图 4-7）。

术后病情稳定，复查骨盆 X 线（图 4-8）示：后柱骨折解剖复位，后柱螺钉及二窗螺钉位置良好，无并发症。术后 1 个月复查见骨折复位维持良好，骨折基本愈合，开始下床行走。术后 9 个月返院复查（图 4-9）见骨折已经愈合，行走步态正常，髋臼形态结构正常，无骨折复位丢失，无股骨头坏死及创伤性髋关节炎表现。

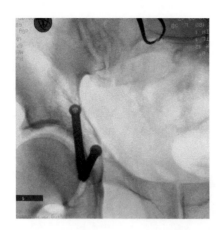

图 4-7 术中透视

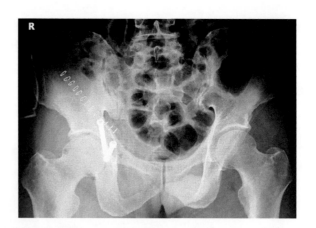

图 4-8 术后 X 线复查

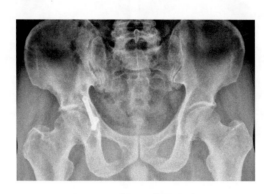

图 4-9 术后 9 个月复查

【经验与体会】

后柱骨折手术入路的选择取决于后柱骨折线的水平（骨折线的高度）和移位程度、旋转程度。一般来说，髋臼后柱骨折可以选择 K-L 入路，K-L 入路是最常用的髋臼骨折手术入路，当骨折线波及坐骨大孔顶点时，后方入路在显露过程中极易损伤臀上血管神经，而盆内入路则相对安全。对于极低位后柱骨折，由于盆内显露坐骨棘以远较困难，也不容易从盆内进行后柱固定，建议对极低位后柱骨折选择后路。前方入路复位髋臼后柱骨折以 Stoppa 入路显露后柱方便，腹直肌旁和腹直肌外侧入路均能直视下复位、固定后柱。

第三节　T 形骨折

T 形骨折是简单的横形骨折加一条分开前后柱的纵向骨折线，是在髋臼横形骨折的基础上，髋臼下半部分被垂直骨折线分离，整个髋臼分裂为上部、下前部和下后部三部分，是严重的髋臼创伤，可分为①B 2.1：臼顶下型；②B 2.2：臼顶旁型；③B 2.3：臼顶型；④T 形 + 后壁骨折。T 形骨折后侧关节囊经常撕裂，前后柱需单独复位，是外科最困难的骨折之一，达到解剖复位难度大，功能愈合较差。高能量损伤病例是髋臼骨折各亚型中最为棘手的类型，非手术治疗结果不佳。

T 形骨折可以看作是两个独立的损伤：后柱骨折（合并或不合并后壁骨折）、前柱骨折。由于柱之间不相连，其中一个柱完成解剖复位并不意味着另外一个柱的复位。医生应熟悉前入路、后入路和扩大入路等各种可能应用于 T 形骨折的入路，这些入路可单独应用，也可联合应用。

【病例】

青壮年男性，因"外伤致右侧盆腹部疼痛、髋关节活动受限 3 小时余"入院。入院查体：右髋关节周围软组织略肿胀，无皮肤发红、出血，无明显畸形，右侧髋关节活动障碍，骨盆分离、挤压试验（＋），左足趾血供、感觉正常，活动可。骨盆 X 线（图 4-10）及 CT 三维重建（图 4-11）示：右侧髋臼髂耻线、髂坐线断裂，闭孔环断裂，后柱向盆腔内移位明显。

术前诊断：右髋臼骨折（Judet-Letournel 分型：T 形骨折；三柱分型：B 2.2 型）。

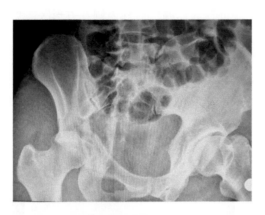

图 4-10　术前 X 线片

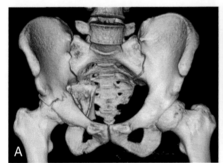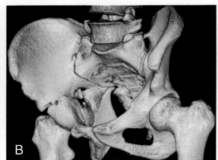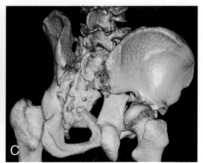

图 4-11　术前 CT 三维重建
A. 前面；B. 内侧面；C. 后侧面

【病情特点及手术入路分析】

（一）病情特点

1. 髋臼髂耻线、髂坐线均断裂。

2. 闭孔环断裂。

3. 髋臼后壁完整。

4. 髋臼后柱带髋臼方形区向盆内移位明显，股骨头中心性移位。

（二）手术入路选择

根据 Judet-Letournel 分型，本例属于髋臼 T 形骨折，多为高能量损伤，损伤机制为髋关节处于中立位或外展位时受到侧方暴力，多合并股骨头中心性移位，有明显的手术指征。大部分 T 形骨折的后柱移位明显，K-L 入路是 T 形骨折中最常用的入路，可直视下完成后柱的复位与固定，前柱往往使用拉力螺钉固定，对部分 T 形骨折可采用前后联合入路或扩大髂股入路，能够直视下完成前后柱的复位与固定。

腹直肌外侧入路显露通过中间窗能直视下显露髋臼的后柱至坐骨棘水平，进行后柱骨折的复位，选择后柱螺钉或重建钢板固定。内侧窗能直视下显露髋臼的前壁、前柱，前柱可选择重建钢板固定。前、后柱是两个独立的骨折块，不能进行相互关联复位，必须对前、后柱均解剖复位固定才能达到理想的手术效果。后方K-L入路对后柱复位容易，对前柱是间接复位，通道螺钉固定。腹直肌外侧入路能较好地显露髋臼的前、后柱及方形区，直视下复位前柱，钢板固定。使用枪式复位钳、骨钩等提拉复位后柱，后柱拉力螺钉固定。

【手术过程】

1. 麻醉及体位　全身麻醉气管插管，平卧位消毒下腹部及右下肢，铺单并用手术膜封闭手术区，右下肢消毒包扎备术中牵引用。

2. 右侧腹直肌外侧入路显露　中间窗显露髋臼后柱内侧及方形区，见后柱带方形区向内侧移位明显。内侧窗暴露耻骨结节至髂耻隆突，结扎处理死亡冠血管。直视下复位髋臼前柱后，放置骨盆缘上方重建钢板固定。右下肢持续牵引行股骨头复位，直视下复位后柱及方形区骨折块，见骨折复位满意，置入2枚后柱螺钉固定。C形臂X线机透视见骨折复位及内固定位置满意（图4-12）。

术后病情稳定，无并发症，复查骨盆X线片及CT三维重建均示骨折脱位复位满意，内固定位置良好。术后3个月复查见骨折脱位已经愈合，行走步态正常，复查X线示骨折愈合，髋臼形态结构正常，无骨折复位丢失。

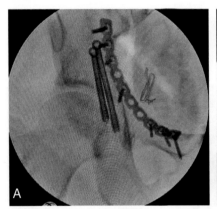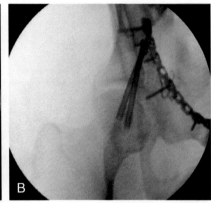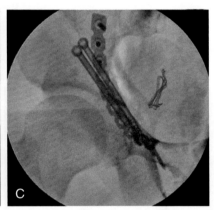

图4-12　术中透视
A. 右髋关节正位；B. 右侧闭孔斜位；C. 右侧髂骨斜位

【经验与体会】

（一）髋臼T形骨折手术入路选择

选择手术入路时应考虑以下因素：前柱和后柱骨折的水平，如经臼顶型，近臼顶型或臼顶以下型；柱移位的情况，是否累及后壁及后壁骨折的形态是否伴有边缘压缩。为减小手术创伤，尽量采用单一前方或后方入路。大多数骨折后柱移位较为明显，因此多采用K-L入路。前方入路中腹直肌外侧入路能充分显露髋臼前柱、方形区、后柱内侧面至坐骨棘水平，前柱骨折可以直视下复位，后柱可使用骨钩等提拉完成复位。如果前后柱均移位明显，可使用前后联合入路或扩展的髂股入路，但手术创伤大、并发症多。

（二）髋臼T形骨折复位、固定

1. 后方入路

（1）后柱：大部分的T形骨折从复位后柱开始。K-L入路复位后柱时可将带手柄的Schanz针置入坐骨，控制后柱的旋转等移位。使用直视关节面、手触方形区表面及术中透视共同评估复位的质量。如果有后壁骨折，下一步是复位前柱，通过翻转后壁骨折块直视关节内来确认复位，最后一步是处理后壁骨折。如果后柱骨折平面的角度允许，可通过拉力螺钉进行初步固定。钢板沿后柱放置，远端固定在坐骨、近端置于髋臼上方区域。钢板的塑形是关键。

（2）前柱：前柱为臼顶以下型或关节无继发损伤的病例，可不予固定。K-L入路如不行外科脱位很难显露前柱，完成复位后前柱通常使用拉力螺钉固定，螺钉由后向前进行固定，螺钉长度通常到达坐骨大切迹中部。在前后联合或单一前方入路中，重建钢板可置于髂耻线上固定前柱。

2. 前方入路　复位顺序为先复位前柱、前柱螺钉或重建钢板固定、钢板放置于真骨盆缘上方，复位后柱时应根据骨折线情况选择髂坐钢板或后柱通道螺钉固定。后柱通道螺钉的位置较大，本例选择 2 枚直径为 7.3mm 的空心螺钉固定，螺钉的位置理想。

第四节　双柱骨折

双柱骨折很常见，与 T 形骨折、前柱骨折、后半横形骨折相似，骨折通常有明显移位，髋臼与同侧的骶髂关节不相连（浮动髋臼）。骨折的粉碎程度不一，治疗的复杂、困难程度不一。在股骨头的作用下后柱向内侧移位，前柱向内侧或冠状面移位，残留的完整髂骨在闭孔斜位片呈现出特征性影像，Letournel 称之为 "马刺征"。骨折的损伤机制为：下肢外旋位，髋臼窝受到股骨头向内向上的外力，受力点位置高，形成的髋臼前柱骨折块较大，随后下肢内旋牵拉后柱造成骨折，形成双柱骨折，典型的双柱骨折特点为前柱骨折线从髂骨翼一直到耻骨支，后柱多为横断骨折，往往在骶髂关节前缘处有一蝶形骨块，即 Keystone，对前后柱的复位非常关键。

【病例】

青壮年女性，因 "车祸伤致右盆部及右下肢疼痛 1 小时" 入院。入院查体：生命体征稳定，全身多处皮肤擦挫伤，右侧腹股沟中点上方压痛，右下肢纵向叩击痛（+），骨盆挤压、分离试验（+），右侧髋关节活动明显受限，右下肢无短缩，右足趾血供、感觉正常，活动可。行骨盆 X 线（图 4-13）及 CT 三维重建（图 4-14）示：右侧髂骨翼、髋臼、双侧耻骨上下支骨折。

术前诊断：右髋臼骨折（Judet-Letournel 分型：双柱骨折），双侧耻骨支骨折。

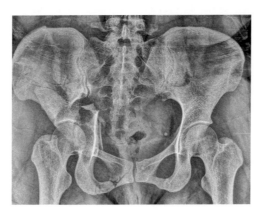

图 4-13　术前骨盆 X 线正位片

【病情特点与手术入路选择】

（一）病情特点

1. 髂耻线、髂坐线断裂，移位明显。骨折线延伸至髂骨翼。

2. 骶髂关节前缘处有一蝶形骨块，即 Keystone。

3. 后壁有游离骨块，但骨块不参与髋臼关节面的构建。

4. 方形区粉碎且移位明显。

5. 双侧耻骨支骨折，移位不明显。

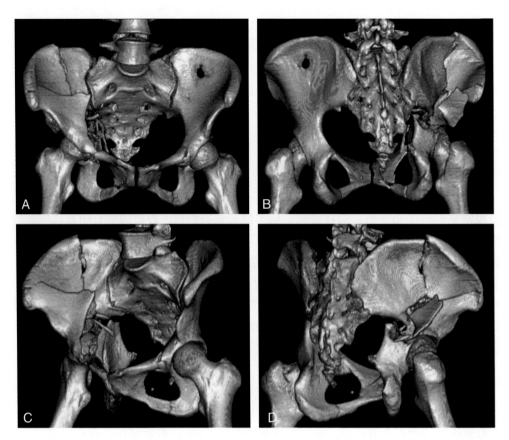

图 4-14　术前骨盆 CT 三维重建

A.前面；B.后面；C.内侧面；D.外侧面

（二）手术入路选择

髋臼双柱骨折的传统手术方式金标准为髂腹股沟入路联合 K-L 入路，但随着人们对髋臼骨折认识的不断深入，手术入路、复位固定方式等也在不断改进、更新。目前对于新鲜髋臼双柱骨折的手术入路选择，越来越多的学者认可单一入路，而且多选择前方单一入路。在前面几种手术入路中，笔者认为腹直肌外侧入路显露方便，解剖结构清晰，创伤小，通过内、外侧及中间窗能直视下显露整个半骨盆环，并直视下对骨折进行复位、固定，骨折的解剖复位率显著提高。

【手术过程】

1.麻醉及体位　全身麻醉气管插管，平卧位消毒患侧髋及臀部，铺单并用手术膜封闭手术区，右下肢消毒包扎供术中牵引用。

2.右侧腹直肌外侧入路显露　经中间窗显露方形区，骶髂关节下方的关键骨块、后柱，并骨膜下分离。内侧窗显露前柱至耻骨联合，并与中间窗在髂血管束下方相通，通过将髂血管牵拉向内外侧交替显露髋臼方形区，同样对骨折端进行骨膜下游离。通过外侧窗显露髂骨翼、髂前下棘等，对髂骨翼骨折、髂前下棘骨折处进行清理，三个窗进行交替显露、分离后借下肢牵引辅助骨折复位。

3.骨折复位　复位髂前下棘骨块，直视下解剖复位后置入 1 根克氏针临时固定。复位骶髂关节下方的关键骨块，用 1 根克氏针临时固定，借助下肢牵引复位前柱，用骨膜剥离器顶压前柱、前壁骨折，解剖复位前方骨折后置入克氏针临时固定。直视下复位后柱及方形区，见骨折线大体复位后经中间窗向内侧窗置入髋臼一体化翼形解剖钢板，钢板前方与耻骨支相贴合，复位钳钳夹固定，钢板后方放置于骶髂关节下方，钢板的后柱边紧贴髋臼后柱内侧缘，顶棒顶压，使钢板与骨面贴紧后，于钢板耻骨支和后方髂骨支各置入 1 枚螺钉，再用骨盆复位钳钳夹钢板和髂骨外板，使钢板与髋臼表面更加贴紧，加压过程中可见髋臼周围骨折块借钢板的解剖形状进一步复位，钢板各翼与骨面均紧密贴合，拧入螺钉固定，检查骨折复位满意，钢板与骨面贴服。经临时固定髂前下棘的克氏针拧入 1 枚 7.3mm 拉力螺钉固定，显露髂骨翼骨折处，见髂骨翼骨折已经复位，放置一块重建钢板固定。活动髋关节见骨折块稳定，C 形臂 X 线机透视见钢板、螺钉位置满意（图 4-15），前环放置 INFIX 架加强前环固定。冲洗伤口并缝合。

4. 术后复查　复查骨盆正位、闭孔斜位、髂骨斜位 X 线（图 4-16）及 CT 三维重建（图 4-17）示，骨折脱位复位满意，内固定位置良好；无并发症。术后 4 周复查见骨折复位维持良好，无骨折复位丢失及内固定松动发生，开始下床行走。术后 5 个月复查见骨折脱位已经愈合，行走步态正常，复查 X 线示骨折愈合（图 4-18），髋臼形态结构正常。

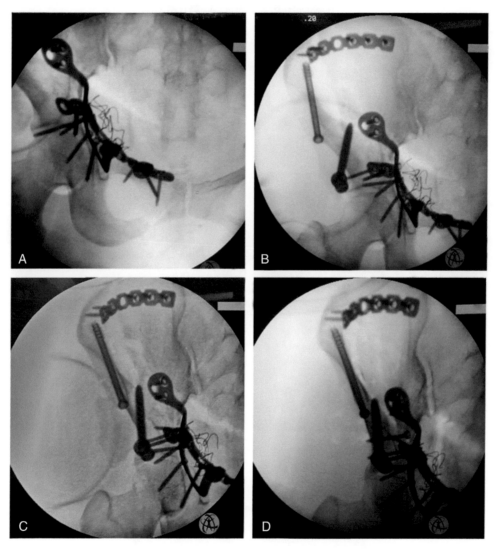

图 4-15　术中透视
A. 右侧髋关节正位；B. 右侧半骨盆正位；C、D. 右半骨盆闭孔斜位

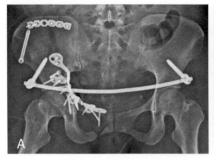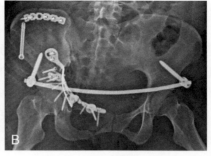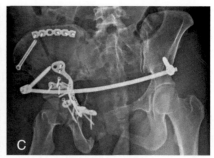

图 4-16 术后骨盆 X 线片
A. 骨盆正位；B. 闭孔斜位；C. 髂骨斜位

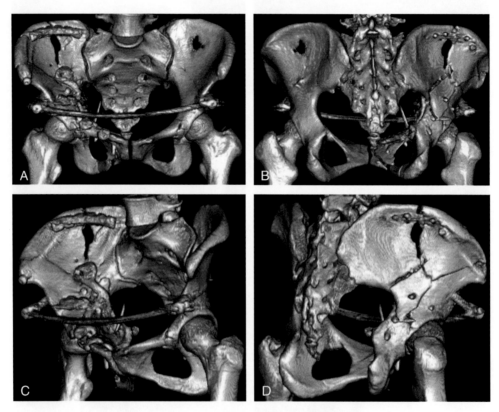

图 4-17 术后骨盆 CT 三维重建
A. 前面；B. 后面；C. 内侧面；D. 外侧面

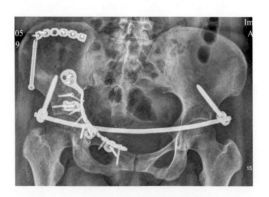

图 4-18 术后 5 个月复查骨盆正位 X 线

【经验与体会】

（一）髋臼双柱骨折手术入路选择

大多数双柱骨折可以经单一前方入路完成，包括常见的髂腹股沟入路、改良 Stoppa 入路、腹直肌旁或腹直肌外侧入路。对于复杂的低位后柱骨折，尤其是方形区粉碎或游离骨块，改良 Stoppa 入路、腹直肌旁或腹直肌外侧入路更有优势，能够在直视下完成方形区、后柱的复位与固定。当合并有后壁骨折、后柱粉碎性骨折及陈旧性骨折时可考虑选择前后联合入路。腹直肌外侧入路切口正下方即为方形区，可显露至坐骨棘水平，方便处理粉碎的方形区及后柱，结合樊仕才团队研发的髋臼一体化翼形解剖钢板，对老年骨质疏松方形区粉碎性双柱骨折的复位及固定更有优势。

（二）髋臼双柱骨折复位、固定

双柱骨折复位、固定最容易忽略和纠正的是髂骨翼和后柱的旋转。首先复位前柱，尤其是髂骨，强调恢复内侧髂窝的正常凹陷形态，即纠正髂骨翼旋转。根据骨折线的倾斜程度，用各种复位钳或球头顶棒在真骨盆边缘复位前柱骨折，克氏针临时固定，通过枪式复位钳或骨钩复位后柱，直视下判断复位程度。髂骨翼骨折可使用拉力螺钉或重建钢板固定，前柱的固定通常选择预弯重建板，置于弓状线上进行固定，后柱的固定可选用顺行拉力螺钉固定，长度要合适，避免从后方穿出损伤坐骨神经，也可选择髂坐钢板沿后柱内侧面放置。单一入路由于不能对骨折另一面复位情况进行评判，因此对髂骨翼和后柱的旋转较难确定，选择髋臼一体化翼形解剖钢板能较好地解决这个问题，髋臼一体化翼形解剖钢板有 1 个后柱翼和 2 个髂骨的翼，当骨折面与钢板贴合紧密时髂骨翼和后柱的旋转自然纠正。

第五节　前方伴后半横形骨折

前方伴后半横形骨折可认为是不典型 T 形骨折或由 T 形到双柱骨折的过渡类型。后柱部分没有或有轻微移位、股骨头及前柱和前壁一起向前移位的骨折，手术处理时同前柱骨折，比双柱和 T 形骨折要容易。横形骨折部分常移位很小，往往表现为在横形骨折与前柱骨折交汇处沿骨盆边缘的中度粉碎性骨折，前柱骨折典型表现是沿长轴的外旋、短缩畸形并伴有向内移位。

前方伴后半横形骨折的受伤机制为前方受力型，骨折主要是向前内侧脱位，手术入路应选择前方入路。经典的入路是髂腹股沟入路、改良 Stoppa 入路，可使术者直接观察到方形区。腹直肌外侧入路的内侧窗口能较好地显露髋臼前柱、前壁；中间窗能充分显露方形区及后柱，通过腹直肌外侧入路的内侧窗、中间窗能较好地完成骨折的复位、固定，即使是显著移位的后柱骨折或合并嵌插骨折的关节内粉碎性骨折，均能直视下复位并固定。腹直肌外侧入路还能有效解决髋臼顶部负重区压缩的"海鸥征"，并直视下复位后柱，用后柱通道螺钉或后柱髂坐钢板固定后柱，可避免联合入路导致的创伤。

【病例】

青年女性，因"交通伤致右盆部疼痛、活动受限 2 小时"入院。专科查体：右盆部肿胀，压痛，骨盆挤压、分离试验（+）；右髋关节活动受限，右下肢较对侧短缩约 1cm，轴向叩击痛（+）；右足趾运动、感觉正常，血供好。行骨盆及右髋关节 X 线示（图 4-19）右髋臼骨折，股骨头中心性脱位；骨盆 CT 扫描及三维重建（图 4-20）示髋臼前柱、前壁骨折粉碎、骨折块分离移位，后柱断裂，后柱带着方形区向盆腔内移位，后壁有小骨块撕脱向关节腔内移位。

术前诊断：右髋臼骨折（Judet-Letournel 分型：前方伴后半横形骨折）。

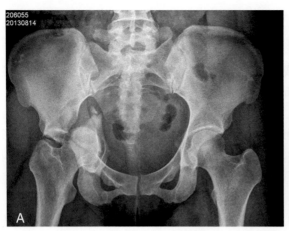
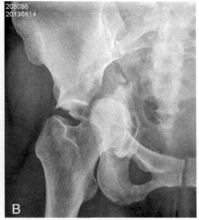

图 4-19　术前骨盆 X 线片

A.骨盆正位；B.右髋关节正位

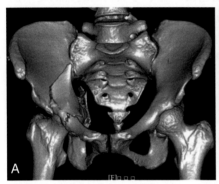
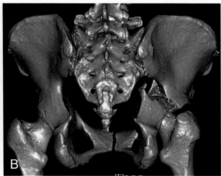
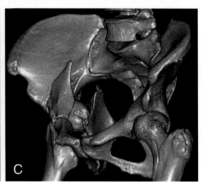

图 4-20　术前骨盆 CT 三维重建

A.正面；B.后面；C.内侧面

【病情特点及手术入路分析】

（一）病情特点

1.青年女性，无其他合并伤，伤后 1 周，病情稳定。

2.右髋臼骨折，前壁、前柱移位明显，方形区及后柱移位相对较小。

3.髋臼后壁有一骨块，可能影响骨折复位。

4.前柱骨块向上方突出，骨折块尖部较锐利，指向髂外血管走行方向，有刺入髂外血管的风险。

5.耻骨联合、骶髂关节完整，无下肢神经损伤症状。

（二）手术入路选择

患者诊断明确，髋臼前方伴后半横形骨折，属于前方受力、中心性脱位型，首选前方入路。经典髂腹股沟入路操作相对复杂，在处理后柱及方形区骨折时没有盆内显露入路方便、直接；改良 Stoppa 入路对方形区及后柱处理方便，但对前壁显露困难，钢板只能放置在真骨盆缘内侧，不能放在真骨盆缘上方，前壁骨折固定略差，后柱固定可选择髂坐钢板或后柱螺钉，需要辅助髂窝入路。腹直肌外侧入路的中间窗和内侧窗对髋臼前柱、前壁、方形区及后柱均能直视下显露，前柱前壁固定钢板可放置在真骨盆缘上方或内侧，后柱可直视下置入后柱螺钉固定，方形区可通过弓状线上方行排钉阻挡固定，也可将钢板放置在真骨盆缘进行阻挡固定。

患者后壁有一小的撕脱骨块，为股骨头脱位时连着关节囊及关节盂唇撕脱掉入关节腔，股骨头复位后如果髋臼内侧行解剖复位，后壁骨块也会自然复位，由于后方关节囊和盂唇的稳定性尚可，不需要进行固定。手术拟选择腹直肌外侧入路。

【手术过程】

手术在全身麻醉气管插管、平卧位下进行，常规消毒腹盆部及右下肢，右下肢包扎供术中牵引用。取患者原剖宫产横形切口的右侧半切开皮肤，深层组织按标准腹直肌外侧入路的内侧窗和中间窗显露，显露并结扎死亡冠，骨膜下彻底剥离松解后按术前计划先复位前柱骨块，借助下肢牵引达到解剖复位，用 1 枚螺钉先维持固定。直视下解剖复位前壁、前柱，考虑患者前柱骨块较大，涉及弓状线内侧，于是将塑形好的普通弧形重建钢板放置在真骨盆缘内侧；复位后柱及方形区，用骨膜剥离器推压复位后柱，将 1 根克氏针放置于后柱表面，克氏针上方位于骶髂关节下方 1.5mm 处（后柱通道螺钉进针点偏内 1cm），平行于坐骨大孔后缘（后柱内侧面）指向坐骨小切迹，导针作为后柱通道螺钉的指示导针，经后柱通道螺钉进针点平行导针，直视下置入后柱螺钉导针并穿透对侧皮质，透视验证导针位置，测量螺钉长度后置入相应长度、直径 7.3mm 的空心钉，对后柱进行加压固定。透视见骨折复位满意、髋臼轮廓恢复正常、钢板螺钉位置理想，冲洗、止血、放置引流管、关闭手术切口。

患者术后病情稳定，无并发症，复查骨盆正位、闭孔斜位、髂骨斜位 X 线（图 4-21）及 CT 三维重建（图 4-22）示：髋臼骨折脱位复位满意，内固定位置良好，后方复位好，后壁的小撕脱骨块回复到原来位置。术后 4 周复查见骨折复位维持良好，无骨折复位丢失及内固定松动发生，开始下床行走。术后 3 个月行走步态正常，复查 X 线示骨折愈合，髋臼形态结构正常，无骨折复位丢失。术后 6 年行走及体力劳动均正常，复查 X 线示骨折线消失（图 4-23），无创伤性髋关节炎及股骨头坏死表现。

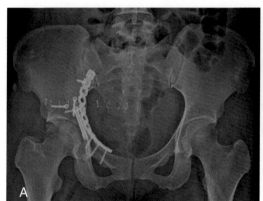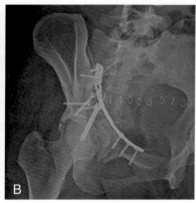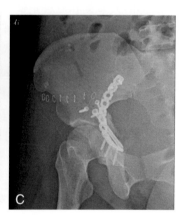

图 4-21　术后复查 X 线

A. 骨盆正位；B. 闭孔斜位；C. 髂骨斜位

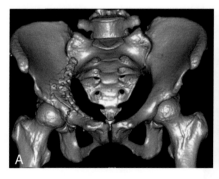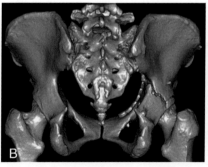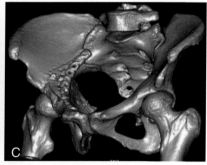

图 4-22　术后复查 CT 三维重建

A. 前面；B. 后面；C. 内侧面

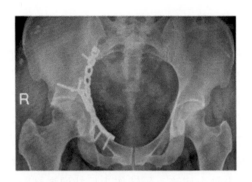

图 4-23 术后 6 年复查 X 线

第六节 双柱伴后壁骨折

双柱伴后壁骨折是双柱骨折的一种特殊类型，占双柱骨折的 32.8%，其中的后壁骨折不同于关节后脱位中的后壁骨折，如后壁骨折、后柱伴后壁骨折、横形伴后壁骨折等。损伤机制为髋关节内侧受力后股骨头撞击髋臼前内侧，导致股骨头中心性脱位，在损伤能量没有完全吸收前，股骨头进一步向盆内脱位，进一步导致髋臼后壁的撕脱性骨折。影像学具有一般双柱骨折的表现，后壁的骨折块呈倒"马刺征"，髋关节后部的关节囊和盂唇完整。

双柱伴后壁骨折的传统理念是前后联合入路进行骨折复位固定，随着对髋臼双柱伴后壁骨折的损伤机制的认识、前方入路手术技术的提高，用单一前方入路进行双柱骨折的复位、固定的方法被广泛接受。前方入路中髂腹股沟入路、改良 Stoppa 入路＋髂窝入路均能达到手术复位固定效果。而腹直肌外侧入路能较好地显露整个半骨盆环，解剖复位率高。经前路解剖复位后后壁的骨折块大多能回位，后部关节稳定性相对完好，可由内向外用螺钉固定（也可不固定）；部分后壁骨块复位不良的可通过髂骨外板小切口进行顶压复位，由内向外进行螺钉固定，手术时间和术中出血明显减少，避免了联合入路带来的创伤和并发症。

【病例】

患者男性，41 岁，车祸致右髋部疼痛、活动受限 2 小时急诊入院。查体示：生命体征稳定，右髋部无肿胀、畸形，右下肢无外旋畸形，骨盆挤压、分离试验（－），右髋关节活动不能，右足轴向叩击痛（＋）；右足、右小腿运动、感觉正常。骨盆正位 X 线（图 4-24）及 CT 扫描三维重建（图 4-25）示：右髋臼髂耻线、髂坐线不连续，右髂骨翼骨折，骨折线延伸至髂前上棘上方，右髋臼后壁不完整，后壁骨块呈倒"马刺征"。

术前诊断：右髋臼骨折（Judet-Letournel 分型：双柱伴后壁骨折；三柱分型：C3 型）。

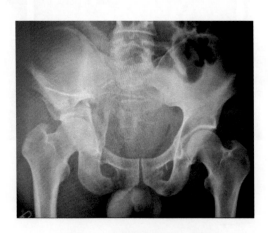

图 4-24 术前骨盆正位 X 线片

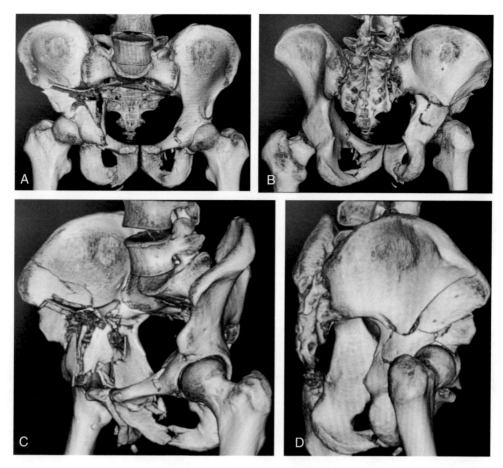

图 4-25　术前骨盆 CT 扫描三维重建

A. 前面；B. 后面；C. 内侧面；D. 外侧面

【病情特点及手术入路选择】

（一）病情特点

1. 髋臼髂耻线、髂坐线断裂，提示前、后柱骨折。

2. 髂骨翼骨折线向上延伸至髂骨翼上方，髋臼关节面与主骨不连。

3. 髋臼后壁有骨块分离移位，呈倒"马刺征"，但髋关节后缘结构相对完整，关节囊和盂唇可能完整。患者诊断明确，右侧髋臼双柱伴后壁骨折，髋臼关节面的完整性、关节稳定性破坏严重，手术指征明确。

（二）手术入路选择

患者诊断明确，髋臼双柱伴后壁骨折，属于前方受力、中心性脱位型，传统手术入路选择漂浮体位、髂腹股沟入路联合后方 K-L 入路，或改良 Stoppa 入路联合 K-L 入路，但联合入路有较多不足；西安红会医院庄岩教授 2017 年在《中华骨科杂志》报道了 2008 ～ 2014 年采用单一髂腹股沟入路下拉力螺钉固定后壁治疗髋臼双柱伴后壁骨折 35 例，取得较好疗效。

患者后壁为 1 个大的撕脱骨块，呈倒"马刺征"，内侧受力型，股骨头中心性脱位，后方骨块为股骨头脱位时连着关节囊及关节盂唇撕脱。如果髋臼内侧解剖复位后壁骨块会自然复位，由于后方关节囊和盂唇的稳定性尚可，不需要进行固定或行拉力螺钉从前方固定，如果骨块复位不良可辅助髂骨外板小切口进行顶压复位后拉力螺钉固定。

腹直肌外侧入路能从盆内对髋臼内侧进行较好的复位固定，通过盆内向后壁置入拉力螺钉固定较为方便，手术入路拟选择右侧腹直肌外侧入路。

【手术经过】

手术在全身麻醉气管插管、平卧位下进行，常规消毒腹盆部及右下肢，右下肢包扎供术中牵引用。术中取右侧腹直肌外侧入路，通过内侧窗、中间窗、外侧窗显露整个右侧半骨盆环后，骨膜下彻底剥离松解后，按术前计划先复位关键骨块用克氏针临时固定，髂前上棘附近骨折放置拉力螺钉固定，借助下肢牵引解剖复位前壁、前柱，克氏针临时固定。复位后柱及方形区，用骨膜剥离器推压复位后柱，自中间窗向内侧窗置入髋臼一体化翼形解剖钢板，钢板前方与耻骨支相贴合，复位钳钳夹固定，钢板后方放置于骶髂关节下方，钢板的后柱边紧贴髋臼后柱内侧缘，顶棒顶压，使钢板与骨面贴紧后于钢板耻骨支和后方髂骨支各置入1枚螺钉，再用骨盆复位钳钳夹钢板和髂骨外板，使钢板与髋臼表面更加贴紧。加压过程中可见髋臼周围骨折块借钢板的解剖形状复位，钢板各翼与骨面均紧密贴合，置入螺钉固定后检查骨折复位满意，钢板与骨面贴服。透视骨盆正位见骨折复位满意，闭孔斜位见后壁骨块有分离（图4-26），于髂骨外板切开一约2cm切口，用血管钳探及后壁骨块，用顶棒顶压骨块复位，手指触摸骨折块复位，自内侧向骨块置入克氏针，手指触摸克氏针尖位于外板骨折块上（图4-27），沿克氏针置入拉力螺钉对后壁进行固定；透视见骨折复位满意后进行冲洗、止血、放置引流管并关闭手术切口。

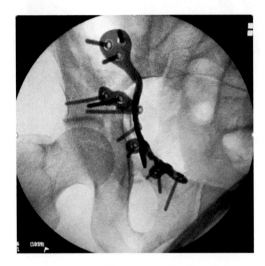 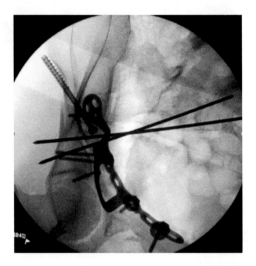

图4-26　透视骨盆正位见骨折复位满意　　　图4-27　自内向外置入克氏针固定后壁骨块

术后病情稳定，无并发症，复查骨盆X线（图4-28）示髋臼骨折脱位复位满意，内固定位置良好，后壁、后柱复位好，拉力螺钉固定住后壁的骨块。术后1个月复查见骨折复位维持良好，无骨折复位丢失及内固定松动发生，术后6周开始下床行走。术后3个月复查见骨折已经愈合，行走步态正常，髋臼形态结构正常，无骨折复位丢失。术后1年复查，行走及体力劳动均正常，右髋关节活动范围正常，无创伤性髋关节炎及股骨头坏死表现。

【经验与体会】

后壁骨折一般要求通过后方入路对骨折进行复位、固定，内侧受力、股骨头中心性脱位合并髋臼后壁骨折由于后方关节囊、关节盂唇完整性相对较好，可通过前方入路拉力螺钉技术对后壁骨折进行固定。通过腹直肌外侧入路的内侧、外侧及中间窗口从盆内对髋臼双柱完成复位、固定，如果后壁骨折块位置不满意可通过髂骨外板小切口进行后壁骨块的辅助复位，前提是前方骨折须解剖复位，如果前方骨折复位不满意则后壁骨块将很难复位。复位后壁骨块时先通过小切口伸入血管钳，探及骨折块，并沿骨折线滑动将周围软组织分离，避免软组织卡在骨折端而影响复位。通过手指按压、顶棒顶压、复位钳钳夹等方法对后壁骨块进行复位，透视闭孔出口斜位、结合手指触摸骨折端判断骨折是否复位，用手指触摸后壁骨块，凭感觉从内向手指方向置入克氏针，注意缓慢钻入，不要伤及自己的手指。手指触摸克氏针正好从后壁骨块中间穿过后，透视验证导针位置，测量螺钉长度后沿导针置入相应长度的拉力螺钉。手指触摸定位准确，可避免螺钉进入关节腔。由于后方关节囊具有稳定性，因此用 1～2 枚拉力螺钉基本能维持后壁骨折块的稳定。腹直肌外侧入路可避免联合后方入路引起的创伤及并发症。

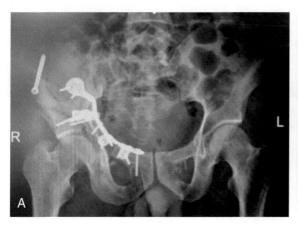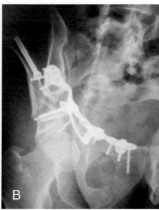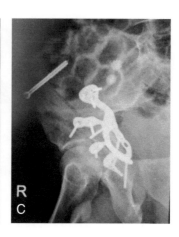

图 4-28　术后复查 X 线

A. 骨盆正位；B. 闭孔斜位；C. 髂骨斜位

第七节　髋臼粉碎性骨折

　　髋臼粉碎性骨折是髋臼周围轮廓完全丧失，失去正常解剖对位关系和复位标志，是髋臼骨折中最为复杂的类型。如果半骨盆环完全粉碎，骨折不但失去复位标志，也很难进行固定。严重的髋臼粉碎性骨折传统的多钢板固定很难判定骨折复位情况，尤其是旋转畸形。3D 打印个性化设计的一体化髋臼翼形解剖钢板很好地解决了髋臼复位、固定出现的问题（图 4-29）。传统的手术入路如髂腹股沟入路、改良 Stoppa 入路 + 髂窝入路难以将钢板置入髋臼周围，多方向置入螺钉更困难。腹直肌外侧入路能较好地显露整个半骨盆环，通过内侧窗和中间窗置入钢板，进行复位，达到理想的复位、固定效果。

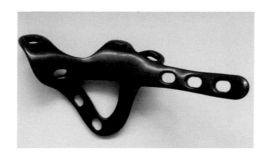

图 4-29　一体化髋臼翼形解剖钢板

【病例】

　　患者男性，46 岁，因"车祸致伤右盆部及全身多处"入院，入院行骨盆 CT 扫描三维重建（图 4-30）示：右侧半骨盆环完全粉碎，失去正常解剖标志和对位关系，股骨头中心性脱位，耻骨联合分离。于伤后第 20 天全身情况稳定后手术。

　　术前诊断：①右髋臼骨折（Judet-Letournel 分型：双柱骨折）；②耻骨联合分离。

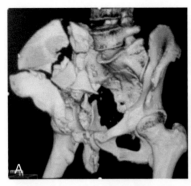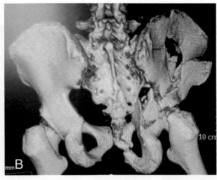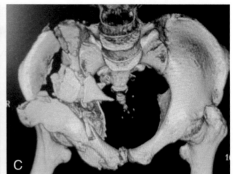

图 4-30　术前骨盆 CT 扫描三维重建
A. 内侧面；B. 后面；C. 入口位

【病情分析及手术入路选择】

（一）病情特点

1. 青壮年男性，无其他慢性病史。

2. 无头颅、肺、腹部外伤，全身情况稳定。

3. 右侧半骨盆环自骶髂关节至耻骨联合、坐骨结节完全粉碎，分离移位明显。

4. 髋臼呈爆炸式分离，股骨头中心性脱位。

患者诊断明确，右侧髋臼粉碎性骨折，髋臼关节面的完整性、关节稳定性破坏严重。

（二）手术入路选择

髋臼粉碎性骨折是髋臼整个三柱、四面均严重粉碎，比复杂的双柱骨折破坏程度更严重，前后联合入路显露比较充分，但带来的创伤也不能小视。前方内侧入路可显露整个半骨盆的内侧面，而后方 K-L 入路只能显露髋臼后壁。严重的粉碎性骨折后方放置钢板不仅很难达到固定效果，还可能出现更多并发症。结合腹直肌外侧入路的内侧显露优势，利用数字骨科技术定制个性化一体解剖钢板完成骨折的复位固定，是髋臼粉碎性骨折的理想手术入路。

【手术过程】

1. 术前设计：将术前 CT 数据导入 Mimics 软件，对骨折进行三维重建多角度、多平面观察骨折形态，同时对骨折进行模拟复位（图 4-31），为术中提供骨折复位顺序提供参考。3D 打印健侧半骨盆的镜像模型，根据骨折形态、骨折线分布，结合骨折固定要点设计髋臼一体化解剖钢板（图 4-32），满足自骶髂关节至耻骨联合、坐骨棘的一体化固定。导入金属 3D 打印机打印钢板并加工成品，在体外模拟手术验证钢板的贴合度（图 4-33），消毒供手术用。

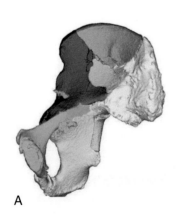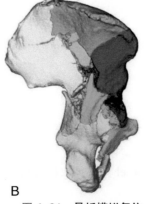

图 4-31　骨折模拟复位
A～C. 模拟复位后各个面

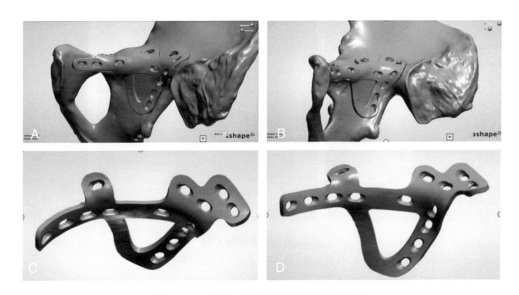

图 4-32　髋臼一体化解剖钢板设计及制作

A、B. 钢板贴合髋臼面的设计；C、D. 钢板的各个面

2. 麻醉、体位及手术入路同腹直肌外侧入路。

3. 通过中间窗、内侧窗联合显露骶髂关节前方至耻骨联合处整个髋臼内侧面，自坐骨大孔上方骨块、髋臼前柱骨块、前壁至耻骨联合，复位后克氏针临时固定，维护髋臼大概轮廓，对粉碎的后柱及方形区骨块复位，于骶髂关节和耻骨联合处各置入 1 枚螺钉，用骨盆复位钳钳夹钢板与臀部皮肤，借解剖钢板使粉碎的骨块向钢板聚拢，达到借钢板复位的目的。透视见骨盆及髋臼轮廓基本恢复（图 4-34），置入螺钉固定髋臼。

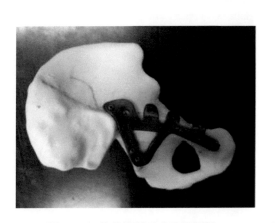

图 4-33　体外模拟手术验证钢板

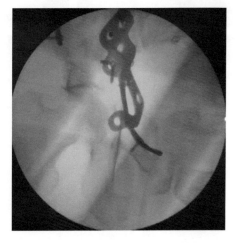

图 4-34　术中透视见骨盆及髋臼轮廓基本恢复

4. 通过腹直肌外侧入路外侧窗显露髂骨翼，对髂骨翼多节段骨折用 2 块重建钢板固定，最后复位耻骨联合，空心螺钉固定，再次透视见骨折复位好、髋臼轮廓恢复正常，内固定钢板螺钉、耻骨联合螺钉均位置满意，冲洗术口，检查无活动性出血后放置引流管，关闭切口，术毕。

5. 术后病情稳定，无发热，第 3 天引流量＜ 50ml 时拔除盆腔引流管，开始进流质饮食。复查骨盆正位、闭孔斜位、髂骨斜位 X 线（图 4-35）与 CT 扫描及三维重建（图 4-36）示：骨折脱位复位满意，内固定位置良好；无并发症。术后 1 个月复查见骨折复位维持良好，无骨折复位丢失及内固定松动发生；术后 2 个月开始扶拐部分负重下床行走。术后 3 个月行走步态可，复查见骨折已经愈合，髋臼形态结构正常，无骨折复位丢失（图 4-37）。术后 4 年，患者生活完全恢复正常，X 线片示：骨折线消失，内固定无松动及其他变化，无股骨头坏死及髋关节创伤性关节炎表现（图 4-38）。

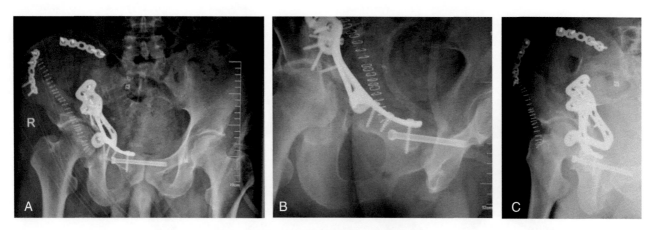

图 4-35 术后复查 X 线
A.骨盆正位；B.闭孔斜位；C.髂骨斜位

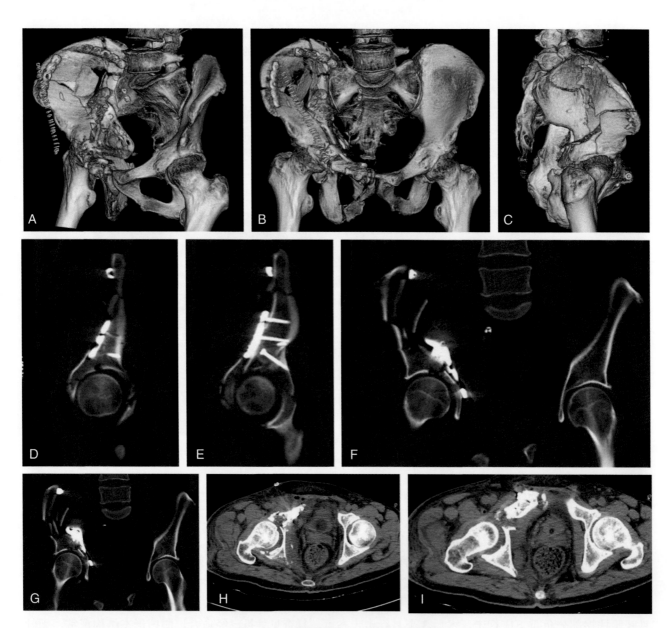

图 4-36 术后复查 CT 扫描及三维重建
A.三维重建内侧面；B.三维重建前面；C.三维重建外侧面；D、E.矢状位重建；F、G.冠状位重建；H、I.横断面扫描

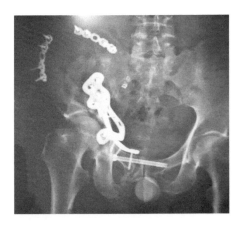

图 4-37　术后 3 个月复查 X 线

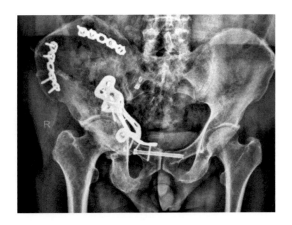

图 4-38　术后 4 年复查 X 线

【经验与体会】

髋臼发生粉碎性骨折后整个髋臼部位骨质失去正常解剖结构和力学支撑。稳定的固定必须达到自骶髂关节到股骨头、耻骨联合及坐骨结节的桥接效果。多块钢板只能是点与点的固定，显然达不到整个面的固定效果；数字骨科技术和 3D 打印技术很好地解决了这一难题，通过数字骨科技术重建髋臼骨折前的半骨盆图像，设计一体化内固定钢板，并将设计的钢板数据导入金属 3D 打印机进行制作，可满足临床需求。

第5章 老年髋臼骨折

老年患者多伴有内科疾病，如原发性高血压、糖尿病、心脑血管系统疾病等，常伴有骨质疏松且骨的脆性增加，故低能量损伤就能导致严重骨折，且多有骨折愈合不良。

由于老年患者骨质的特殊性，骨折复位过程中如果操作不当容易引起医源性骨折，骨质疏松使骨质对螺钉的把持力明显减弱，多数情况下螺钉在同一部位只有一次置入机会，因此内固定的失败率较高，术后管理要求高，固定以钢板为宜。老年髋臼骨折臼顶压缩常见影像表现明显的"海鸥征"。

术前要制订详尽的手术计划，通过 3D 打印 1 ∶ 1 骨折模型更好地了解骨折情况，通过骨盆对称性镜像原理打印患者健侧半骨盆镜像模型，可在模型上进行模拟手术，确定钢板放置的位置、预置螺钉的方向、螺钉的长度，良好的预弯钢板能缩短手术时间，减少术中出血，提高解剖复位率，确保固定效果，减少术后并发症。

腹直肌外侧入路具有解剖操作简单，手术显露时间短、手术创伤小等特点，能直视下显露半骨盆环结构，通过单一切口进行复杂髋臼骨折的复位与固定，尤其适合于老年髋臼骨折手术。

第一节 老年髋臼双柱骨折

【病例】

患者男性，93 岁，在家中摔伤致右髋部疼痛、活动受限 11 天入院。患者既往有高血压及痛风性关节炎病史 10 余年，4 年前因摔伤致腰 1 椎体压缩性骨折行经皮穿刺椎体成形术（PVP），平日能下床缓慢行走。入院查体：生命体征稳定，右髋部无肿胀、畸形，会阴部可见大面积皮下淤斑，骨盆挤压、分离试验（+），右髋部压痛及叩痛，右髋关节活动障碍，右股骨髁上骨牵引在位，右足轴向叩击痛（+）；右足、右小腿运动、感觉正常。骨盆 CT 检查（图 5-1）示：右髋臼方形区粉碎骨折并累及坐骨大孔，骨折内移并髋关节中心性脱位；髋臼前壁粉碎并累及右侧耻骨支，右侧耻骨上下支骨折；右髂骨骨折，髋臼后壁大片骨折块。

术前诊断：右髋臼骨折（Judet-Letournel 分型：双柱＋后壁骨折；三柱分型：C3 型）。

【病情特点及手术入路选择】

（一）病情特点

1.患者高龄，93 岁，既往有高血压及痛风性关节炎病史，合并严重骨质疏松。

2.右髋臼前、后柱骨折，方形区粉碎，髂骨翼骨折线向上延伸至髂骨翼上方，提示顶柱骨折，髋臼关节面与主骨不连；髋臼顶骨质压缩，股骨头向内上脱位，髋臼后壁大片骨折块，骨折部分移位。

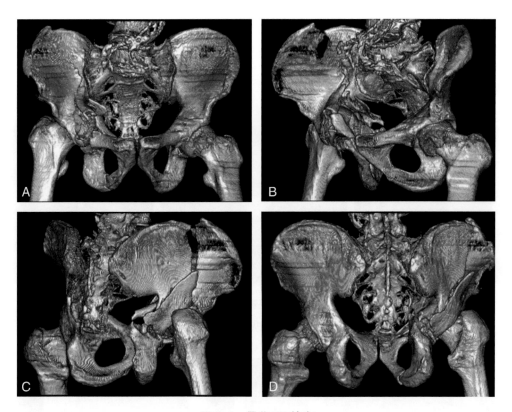

图 5-1　**骨盆 CT 检查**
A. 正面；B. 内侧面；C. 后侧面；D. 后面

3. 患者诊断明确，右侧髋臼双柱伴后壁骨折，中心性脱位、移位明显，手术指征明确。患者高龄，麻醉与手术风险均高，应控制手术时间、减少术中出血量，术前要详细评估。术前打印 1∶1 骨折模型，并 3D 打印健侧镜像的半骨盆模型，定制万向锁定翼形钢板并体外模拟手术，以提高骨折复位效果，减少术中塑形钢板的时间以缩短手术时间。

（二）手术入路选择

80 岁以上的老年患者双柱骨折治疗原则类似股骨转子间骨折，早期手术能有效减少术后并发症及降低死亡率，髋臼双柱骨折常因缺乏有效的手术入路及内固定材料，使手术难度增加。为减少术后并发症和降低病死率，必须短期内调整好患者的身体状况、尽可能缩短麻醉与手术时间，减少术中出血，控制术中血压波动；由于老年脆性骨折的特点，骨折复位最好是直接复位，间接复位的手术方式如借助螺钉复位、钳夹复位等可能不适合老年骨折。腹直肌外侧入路显露髋臼操作方便，单一切口显露时间较髂腹股沟入路明显缩短，且能直视下显露整个半骨盆环，满足直视下对骨折进行显露、复位和固定，最适合老年髋臼双柱骨折，由于患者后壁骨折块大且移位不明显，可通过单一前方入路固定后壁，避免联合后侧入路的创伤。

【手术过程】

1. 麻醉、体位及手术显露同腹直肌外侧入路。

2. 术中骨膜下广泛剥离骨折端周围，老年血管弹性差、出血多可用纱布填塞止血，借助下肢牵引，用骨膜剥离子轻轻顶压来顺势复位，避免用螺钉复位或钳夹复位。复位操作前注意探查松解闭孔神经，并保护髂血管，避免暴力牵拉。

3. 复位顺序：先复位顶柱，用克氏针固定于髂骨翼上，再复位坐骨大孔上方移位骨块，由助手牵引复位脱位的股骨头复位髋臼的关节面，恢复头臼的解剖关系，大致复位前柱、后柱及方形区骨折块后选用术前设计好的、个性化定制的万向锁定翼形钢板固定，通过骨盆高低球头复位钳钳夹钢板复位方形区骨折，透视见骨折复位满意，髋臼轮廓恢复正常后拧入螺钉稳定固定。

4. 检查无活动性出血后冲洗术口，放置术区引流管，关闭手术切口。

5. 患者术后恢复正常，无并发症。复查骨盆 X 线（图 5-2）及 CT 三维重建（图 5-3）示：骨折复位满意，髋臼轮廓恢复正常，内固定钢板、螺钉位置适中。

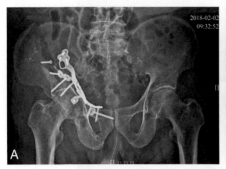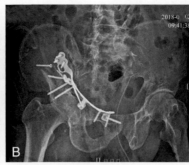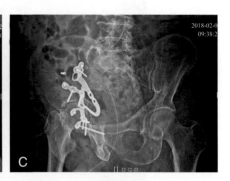

图 5-2　复查骨盆 X 线

A. 骨盆正位；B. 闭孔斜位；C. 髂骨斜位

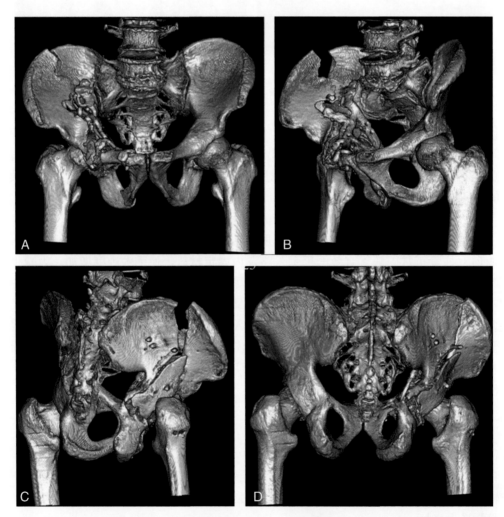

图 5-3　复查骨盆 CT 三维重建

A. 正面；B. 内侧面；C. 后侧面；D. 后面

【经验与体会】

（一）老年髋臼骨折的复位和固定

老年髋臼骨折患者不同于年轻患者，发生骨折后有以下特点：①骨质疏松，多为低能量损伤；②螺钉把持力小，螺钉容易松动；③骨质脆性大，不能直接钳夹复位；④血管脆性大，静脉无收缩性，出血多，电凝或双极电凝止血效果差，多用纱布填塞止血。老年髋臼骨折最好在直视下对骨折进行显露、复位、固定。适用于年轻人骨折复位的方式如螺钉钳加压复位、螺钉提拉复位、复位钳钳夹复位等对老年脆性骨折不适用，有医源性骨折风险的可能。手术入路应选择直视下显露最方便的腹直肌外侧入路或腹直肌旁入路（PRA），手术切口下方正好对应老年髋臼比较难处理的臼顶压缩、方形区粉碎区域，能直视下显露、骨膜剥离子推顶骨块等方法进行顺势复位。

由于老年患者骨质松而脆、弹性模量小，而国产钢板材质较硬，因此在安装钢板前必须先复位并对钢板进行精确塑形，若钢板与骨面贴合不佳而置入螺钉将导致骨折再移位；骨质对螺钉的把持力弱，螺钉必须通过双侧皮质，因此在置入螺钉前一定要注意螺钉的置入方向、精确测量螺钉的长度，螺钉基本只有一次置入的机会，反复调整易导致固定失效。单个骨块的固定建议选择螺钉通过短钢板孔进行，避免直接用螺钉固定。钢板放置后如果钢板与骨面贴合不佳，可用复位钳卡在钢板上进行钳夹，避免直接钳夹骨面。本病例使用个性化定制万向锁定钢板，解剖钢板的设计避免骨折复位丢失，万向锁定螺钉避免螺钉松动、脱出等并发症，适用于老年髋臼骨折。

（二）减少老年患者手术并发症

老年患者有下述特点：①内科疾病多，麻醉风险大；②心、肺器官功能储备差；③术中出血影响全身血液循环；④术中血压波动易诱发脑梗；⑤血流缓慢、高凝血状态，发生深静脉血栓的风险高；⑥对麻醉药物代谢慢，术后复苏时间长。如何减少或避免围术期并发症，应做好以下工作：①髋臼骨折手术时机为伤后 5～10 天，伤后需立即治疗内科疾病，提高机体应激能力；②规范抗凝治疗，减少下肢深静脉血栓的发生；③术前麻醉科、ICU、心内科、输血科等多科室会诊，确保手术的安全性；④术前准备充分，包括 3D 打印骨折模型、体外模拟手术预弯钢板、预置螺钉等，减少手术、麻醉时间，减少术中出血；⑤应尽量达到骨折解剖复位，选用解剖钢板固定，避免术后内固定松动失效。严格实施上述措施，可有效减少围术期并发症。

第二节　老年髋臼双柱伴后壁骨折

【病例】

患者男性，65 岁，农民，大巴车下车时不慎摔倒致右髋疼痛、活动受限 15 天从外院转入。患者既往体健。入院查体示：生命体征稳定，右下肢较左下肢短缩 1cm，右股骨髁上骨牵引在位，骨盆挤压、分离试验（+），右髋关节活动不能，右足轴向叩击痛（+）；双小腿运动、感觉正常。骨盆 X 线（图 5-4）及 CT（图 5-5）示：右侧髋臼粉碎性、骨折线波及髂骨翼，髋臼方形区粉碎、并向盆腔内移位明显，股骨头呈中心性脱位，髋臼后壁不完整。

术前诊断：右髋臼骨折（Judet-Letournel 分型：双柱伴后壁骨折；三柱分型：C3 型）。

【病情特点与手术入路选择】

（一）病情特点

1. 患者高龄，65 岁，全身状况良好，受伤前能正常干农活。

2. 髂骨翼、整个髋臼均粉碎，移位明显；髋臼后壁骨折，但关节面相对完整。

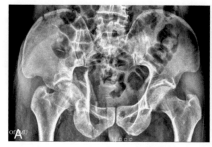
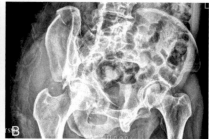
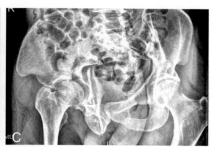

图 5-4　术前骨盆 X 线
A.骨盆正位；B.闭孔斜位；C.髂骨斜位

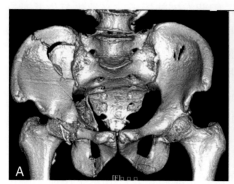
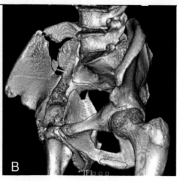
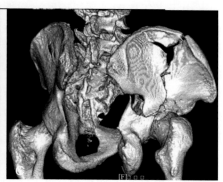

图 5-5　术前骨盆 CT
A.正面；B.内侧面；C.后侧面

3.伤后第 15 天转入，转入第 10 天手术，错过最佳手术时机，术中出血可能多。

4.老年骨质疏松、骨的脆性强，骨折粉碎严重，普通钢板固定可能失败。

患者诊断明确，右侧髋臼双柱伴后壁骨折，骨折粉碎且髋臼关节面的完整性、关节稳定性破坏严重，手术指征明确。

（二）手术入路选择

老年脆性骨折的复位及固定需直接有效，避免骨质的再次破坏。手术入路应满足显露快、可直视下对骨折进行复位和固定，术中能较好控制出血及血压。腹直肌外侧入路显露髋臼操作方便，单一切口显露时间较髂腹股沟入路明显缩短、能直视下显露整个半骨盆环，对骨折进行显露、复位和固定，最适合老年髋臼双柱骨折。患者后壁骨折未累及关节面，无须联合入路，避免后侧入路带来的创伤。

（三）手术实施

1.体外模拟手术：3D 打印 1∶1 骨盆骨折模型，观察骨折形态（图 5-6）；打印健侧半骨盆镜像模型，按骨折部位形态设计定制个性化髋臼翼形一体化万向锁定钢板，在 3D 打印模型上进行模拟手术，检验钢板的匹配度，预置螺钉的长度与方向；内固定钢板消毒备手术用。

2.麻醉、体位与手术显露同腹直肌外侧入路。

3.通过腹直肌外侧入路内侧窗、中间窗联合显露，对髋臼前壁、前柱、后柱及方形区进行大体复位，放入定制的个性化髋臼翼形一体化万向锁定钢板，用骨盆复位钳钳夹钢板和髂前上棘，使钢板与骨面贴合，透视下见髋臼骨折复位理想、髋臼轮廓解剖复位好（图 5-7），按术前模拟手术置钉的方向、长度置入万向锁定螺钉。

4.活动髋关节无异响及摩擦感，内固定稳定，冲洗伤口，检查无活动性出血后关闭切口。

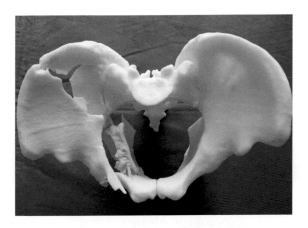

图 5-6　3D 打印 1：1 骨盆骨折模型

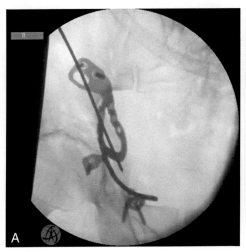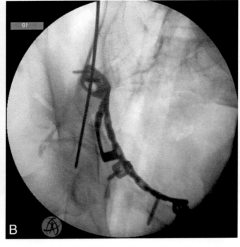

图 5-7　术中透视

A. 髂骨斜位；B. 骨盆正位

5. 术后复查骨盆正位、闭孔斜位、髂骨斜位 X 线（图 5-8）及 CT 三维重建（图 5-9）示骨折脱位复位满意。患者于术后 6 周开始扶拐不负重下床行走。术后 3 个月行走步态基本正常，复查 X 线（图 5-10）见骨折复位维持良好，术后 6 个月复查见无骨折复位丢失及内固定松动发生，术后 3 年复查 X 线（图 5-11）示髋关节形态正常，无创伤性关节炎表现。

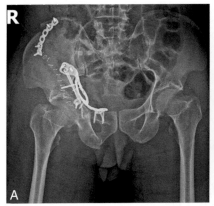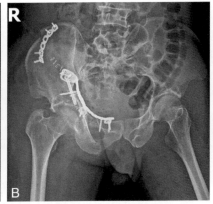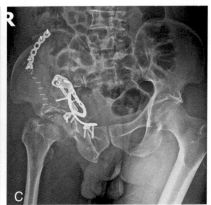

图 5-8　术后复查 X 线

A. 骨盆正位；B. 闭孔斜位；C. 髂骨斜位

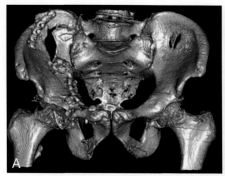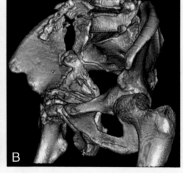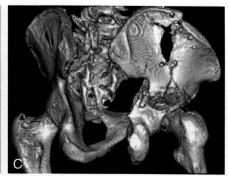

图 5-9　术后复查 CT 三维重建

A. 正面；B. 内侧面；C. 后侧面

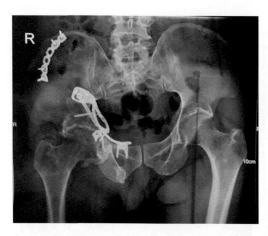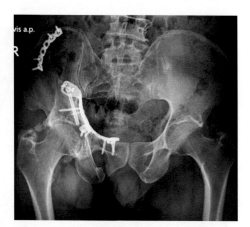

图 5-10　术后 3 个月复查 X 线　　　　　　图 5-11　术后 3 年复查 X 线

第三节　老年髋臼假体周围骨折

【病例】

患者女性，94 岁，自行摔倒致左髋部疼痛、活动受限 1 天入院。患者既往有高血压、慢性阻塞性肺疾病等病史，6 年前曾因左股骨颈骨折行左侧人工股骨头置换手术，术后生活自理。入院查体示：生命体征稳定，左髋部无明显肿胀，左下肢短缩、外旋畸形，骨盆挤压、分离试验（＋），左髋关节活动不能，左足轴向叩击痛（＋）；双小腿运动、感觉正常。骨盆正位 X 线检查（图 5-12）示：左侧髋臼骨折、骨折线波及髂耻线髂坐线，闭孔环不完整，向盆腔内移位明显，股骨头呈中心性脱位。

术前诊断：左髋臼假体周围骨折（Judet-Letournel 分型：T 形骨折）。

【病情特点与手术入路选择】

（一）病情特点

1. 患者高龄，94 岁，体型瘦小，体重约 30kg，合并高血压、慢性阻塞性肺疾病，但全身状况尚可，6 年前曾行左侧人工股骨头置换手术，受伤前生活能自理。

2. 髂骨髂耻线、髂坐线均断裂，向盆腔内移位明显；闭孔环不完整。

3. 老年骨质疏松伴骨的脆性增强，骨折移位明显，普通钢板固定可能失败。

患者诊断明确，左侧髋臼 T 形骨折，关节稳定性破坏严重，手术指征明确。

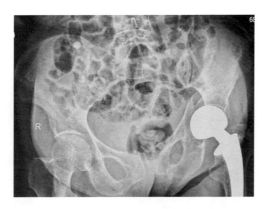

图 5-12　伤后骨盆正位 X 线片

（二）手术入路选择

老年髋臼骨折必须缩短麻醉与手术时间，减少术中出血，控制术中血压波动，进而减少手术并发症；间接复位的手术方式如借助螺钉复位、钳夹复位等不适用于老年骨折。老年髋臼骨折患者手术入路要求是：显露快、直视下对骨折进行复位和固定，术中能较好控制出血及血压。腹直肌外侧入路显露髋臼操作方便，单一切口显露时间较髂腹股沟入路明显缩短，且能直视下显露整个半骨盆环，能满足直视下对骨折进行显露、复位和固定，最适合老年髋臼双柱骨折。

【手术过程】

患者诊断明确，病情稳定，术前相关科室会诊认为患者全身状况能满足手术条件。

1. 麻醉、体位与手术显露同腹直肌外侧入路。

2. 通过腹直肌外侧入路内侧窗、中间窗联合显露对髋臼前壁、前柱、后柱及方形区进行大体复位，放入定制的个性化髋臼翼形一体化万向锁定钢板，用骨盆复位钳钳夹钢板和髂前上棘，并轻轻牵引左下肢（避免暴力导致医源性骨折），使钢板与骨面贴合，透视下见髋臼骨折复位理想、髋臼轮廓解剖复位后（图 5-13），按术前模拟手术置钉的方向、长度置入螺钉。

3. 活动髋关节无异常，髋臼骨折内固定稳定，冲洗伤口，检查无活动出血后关闭切口。

4. 术后恢复正常，复查骨盆正位、入口位、出口位 X 线（图 5-14）及 CT 检查（图 5-15）显示骨折脱位复位满意，内固定钢板、螺钉位置好，无并发症，于术后 1 周出院。随访中。

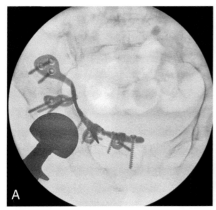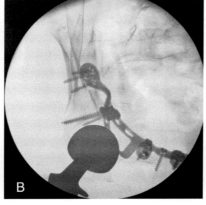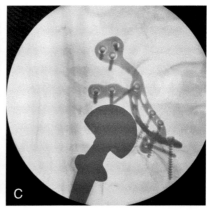

图 5-13　术中透视

A. 骨盆正位；B. 闭孔斜位；C. 髂骨斜位

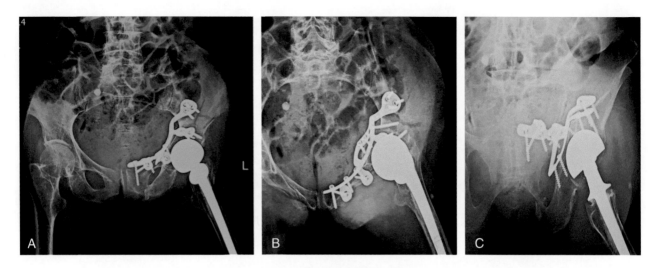

图 5-14　术后复查骨盆 X 线
A. 骨盆正位；B. 入口位；C. 出口位

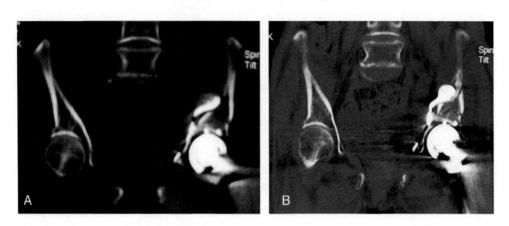

图 5-15　术后复查 CT
A、B. 冠状位

第6章 儿童髋臼骨折

儿童髋臼骨折占每年骨折量的 1/10 万，由于儿童骨盆骨膜较厚，软骨组织多，骶髂关节、耻骨联合及髋臼 Y 形软骨较为坚韧，使儿童骨盆比成人具有更大的弹性及延展性，能吸收更大的冲击力而不至于骨折，即使发生骨折其程度也较轻，需要手术治疗者仅占儿童髋臼骨折的 1%～2%，其中以后壁骨折最为常见，其次为伴有 Y 形软骨损伤的横形骨折，髋臼双柱骨折罕见。关于儿童髋臼骨折的详细手术方法的报道较少，无统一的诊疗规范，多以非手术方法为主。非手术治疗的适应证为非移位性骨折、发生在非负重区的骨折等，方法包括卧床休息、4～8 周骨牵引等。

儿童髋臼骨折的治疗方案取决于患儿年龄、骨折类型与骨折移位程度、伴随损伤的严重性、全身情况等。切开复位内固定的手术指征包括：髋臼骨折移位＞ 2 mm、骨折累及关节面或 Y 形软骨且移位＞ 2mm。与成人一样，儿童髋臼骨折的临床治疗效果与损伤程度、骨折复位程度有关。手术治疗如能达到骨折解剖复位、坚强固定，则有利于术后尽早地开展关节功能康复训练。手术入路的选择取决于骨折类型及局部软组织条件，传统手术入路前方多选择髂腹股沟入路，后方多选择 K-L 入路。

第一节 儿童髋臼横形骨折

通过单一腹直肌外侧入路可进行髋臼横形骨折的复位固定，对儿童髋臼横形骨折也适用。

【病例】

患儿女性，10 岁。车祸致左髋部疼痛、活动受限 3 小时入院。入院查体：生命体征平稳，左髋关节无明显肿胀，腹股沟区压痛，左大腿肿胀，活动明显受限，双下肢等长，足趾血供、感觉正常，活动可。行骨盆 X 线（图 6-1）及 CT（图 6-2）检查示：左髋臼髂耻线、髂坐线不连续，闭孔环完整，耻骨联合分离、骶髂关节脱位，左股骨近端骨折。在当地医院行股骨干骨折开放复位钢板固定术后第 5 天转我院行左侧骨盆髋臼手术。

术前诊断：①左髋臼骨折（Judet-Letournel 分型：横形骨折；三柱分型：B2.1 型）；②左侧骶髂关节脱位；③耻骨联合分离；④左股骨骨折术后。

【病情特点及手术入路选择】

（一）病情特点

1. 左髋臼髂耻线、髂坐线断裂，涉及髋臼 Y 形软骨，骨折移位＞ 2mm。
2. 左髂前下棘不完全骨折，呈青枝骨折；如果完全骨折则归为双柱骨折类型。
3. 左侧骶髂关节有分离。
4. 耻骨联合有分离。

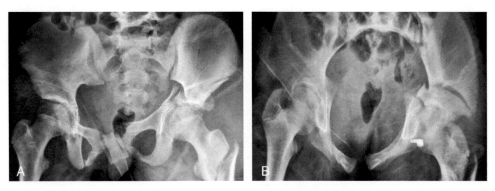

图 6-1　伤后骨盆 X 线片
A. 骨盆正位；B. 入口位

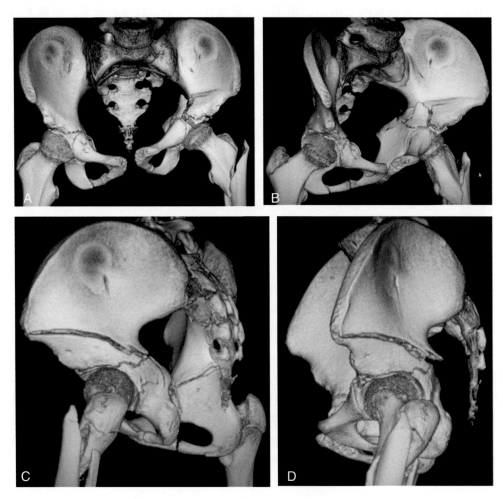

图 6-2　伤后骨盆 CT 三维重建
A. 正面；B. 内侧面；C. 后侧面；D. 侧面

（二）手术入路选择

患者诊断明确，髋臼横形骨折伴同侧骶髂关节脱位、耻骨联合分离移位，骨折线位于髋臼上方，前柱移位大。首选前方入路。髂腹股沟入路、腹直肌外侧入路、改良 Stoppa 入路。患者合并骶髂关节脱位，腹直肌外侧入路的中间窗和内侧窗对于髋臼的前柱、前壁、后柱及骶髂关节均能直视下显露进行复位固定，手术入路拟选择腹直肌外侧入路，骶髂关节固定方式以骶髂螺钉为宜。髋臼横形骨折因波及髋臼 Y 形软骨，骨折复位后选择桥接钢板固定，螺钉位置应避免伤及 Y 形软骨。髋臼前后柱固定宜选择钢板桥接，避免直接用柱螺钉损伤 Y 形软骨。耻骨联合分离可选择钢板，但创伤相对较大，螺钉固定对骨骺的损伤不会影响骨盆的整体发育。儿童髋臼骨折内固定方式的选择要符合简单取出的原则。

【手术过程】

手术在全身麻醉气管插管、平卧位下进行，常规消毒腹盆部及左下肢，左下肢包扎供术中牵引用。取左侧腹直肌外侧入路改良比基尼切口显露（图 6-3），通过腹直肌外侧入路中间窗显露坐骨大孔并从后柱内侧缘骨膜下剥离至坐骨棘，显露髋臼后柱内侧面。经内侧窗显露前柱，通过内侧窗、中间窗联动，结合下肢牵引用骨膜剥离器、椎顶等方式复位髋臼前、后柱及方形区骨折，直视下见骨折解剖复位，于骨盆缘上方放置预弯好的钢板桥接固定，螺钉避免伤及 Y 形软骨。牵引下肢见骶髂关节异常，透视下置入 S₁ 骶髂螺钉导针（图 6-4），通过腹直肌外侧入路内侧窗显露左侧耻骨结节，闭合复位耻骨联合分离，手指触摸耻骨联合后方，结合透视，置入耻骨联合螺钉导针，透视下见髋臼骨折复位良好，固定螺钉未伤及髋 Y 形软骨、骶髂螺钉导针及耻骨联合导针位置满意后置入相应长度空心螺钉固定（图 6-5）。手术顺利，手术时长 70 分钟，术中出血 200ml。

患者术后恢复良好，无并发症，复查骨盆 X 线（图 6-6）及 CT 三维重建（图 6-7）示：髋臼、骶髂关节脱位、耻骨联合分离均复位良好，内固定螺钉、钢板位置好。术后 1 个月复查见骨折复位维持良好，骨折基本愈合，开始下床行走，手术切口愈合好（图 6-8）。术后 6 个月行走步态正常，复查 X 线（图 6-9）见骨折已经愈合，CT 三维重建（图 6-10）显示髋臼形态结构正常，发育无影响。行内固定钢板螺钉取出（图 6-11）。

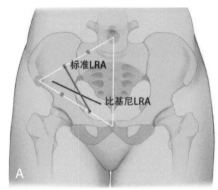 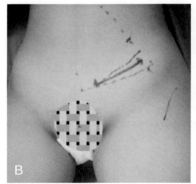 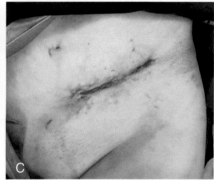

图 6-3　手术改良比基尼切口

A. 切口示意图；B. 实际切口；C. 切口缝合

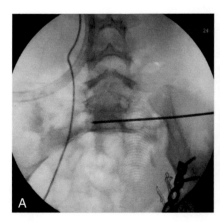 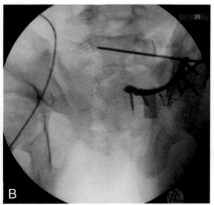

图 6-4　透视下置入 S₁ 骶髂螺钉导针

A. 入口位；B. 出口位

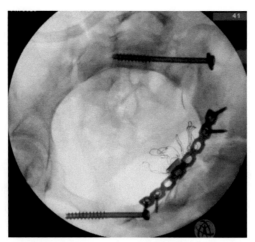

图 6-5 空心螺钉固定

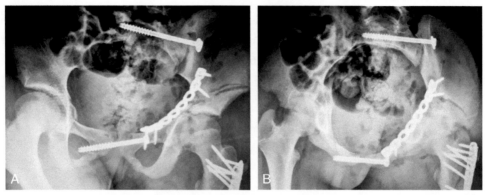

图 6-6 术后复查骨盆 X 线
A. 正位；B. 入口位

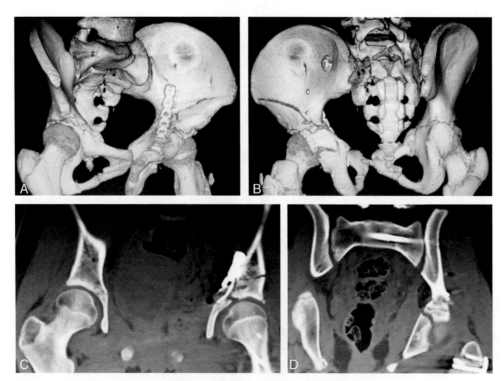

图 6-7 术后复查 CT 及三维重建
A. 三维重建内侧面；B. 三维重建后面；C、D. 冠状位重建

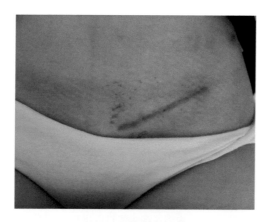

图 6-8　术后切口愈合

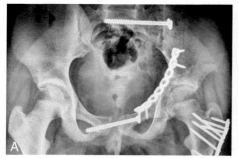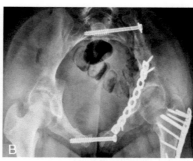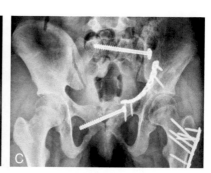

图 6-9　术后 6 个月复查骨盆 X 线

A. 正位；B. 入口位；C. 出口位

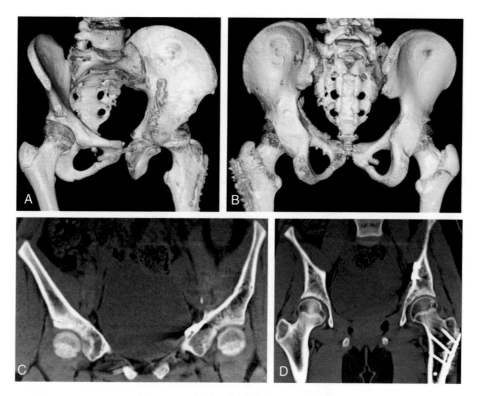

图 6-10　术后 6 个月复查 CT 三维重建

A. 内侧面；B. 后面；C、D. 冠状位

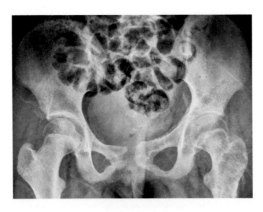

图 6-11　内固定钢板螺钉取出后 X 线片

第二节　儿童髋臼双柱骨折

髋臼双柱骨折与 T 形骨折、前柱骨折、后半横形骨折相似，骨折通常有明显移位，髋臼与同侧的骶髂关节不相连（浮动髋臼）。

【病例】

患者女性，13 岁，因"高处坠落致左盆部肿痛、活动受限 5 天"入院。行骨盆 CT 三维重建（图 6-12）示：左侧髋臼双柱骨折、耻骨联合分离、骶髂关节脱位。于伤后第 8 天手术。

术前诊断：①左髋臼骨折（Judet-Letournel 分型：双柱骨折）；②左骶髂关节脱位；③耻骨联合分离。

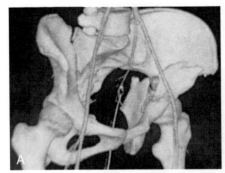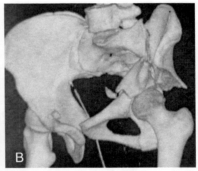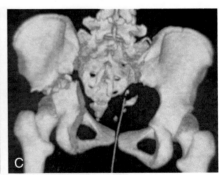

图 6-12　术前骨盆 CT 三维重建
A. 内侧面；B. 后侧面；C. 后面

【病情特点及手术入路选择】

（一）病情特点

1. 髋臼双柱骨折，内侧移位明显，有典型的"马刺征"。

2. 合并同侧骶髂关节脱位。

3. 耻骨联合分离。

患者诊断明确，骨折移位明显，波及髋臼 Y 形软骨，手术指征明确。

（二）手术入路选择

Judet-Letournel 分型为髋臼双柱骨折，骨折移位程度大，有典型的"马刺征"，髋臼后壁完整。手术入路宜选择前方入路：髂腹股沟入路、改良 Stoppa 入路、腹直肌旁入路或腹直肌外侧入路。由于腹直肌外侧入路显露方便、创伤小，术后并发症少等特点，可以选择腹直肌外侧入路比基尼切口。

【手术过程】

1. 麻醉及体位：全身麻醉气管插管，平卧位消毒患侧腹盆髋及臀部，铺单并用手术膜封闭手术区，左下肢消毒包扎供术中牵引用。

2. 左侧腹直肌外侧入路显露，中间窗显露方形区，见骨折线自耻骨上支越过方形区向髂嵴延伸，轻度移位。先复位髂前下棘骨块，选择空心钉固定；再复位前柱骨折，直视下复位后以重建板置于弓状线上方固定。通过中间窗显露髋臼后柱及方形区，直视下复位后柱，置入后柱通道螺钉导针，经导针置入 7.3mm 螺钉，检查见方形区粉碎骨折块不稳定，在方形区表面放置一块重建钢板固定，螺钉尽量避免干扰 Y 形软骨。活动髋关节见骨折块稳定，C 形臂 X 线机透视见钢板、螺钉位置满意，但骶髂关节有异常活动，透视下置入骶髂螺钉导针，并行骶髂螺钉固定后环（图 6-13）。术中透视见耻骨联合分离已复位，考虑创伤因素未进行固定。检查无活动性出血、冲洗术区后缝合伤口。

3. 术后病情稳定，无并发症。复查骨盆 X 线（图 6-14）及 CT 三维重建（图 6-15）示：髋臼骨折复位良好，骶髂关节脱位复位满意，内固定位置良好。术后 4 周复查见骨折复位维持良好，无骨折复位丢失及内固定松动发生，开始下床行走。术后 3 个月复查见行走步态正常，X 线片示骨折愈合，髋臼形态结构正常，无骨折复位丢失。术后 9 个月复查，行走及体力劳动正常，X 线片（图 6-16）示骨折线消失，内固定无松动，取出内固定（图 6-17）。

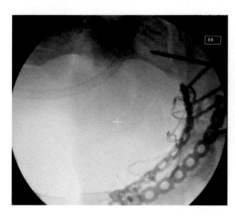

图 6-13　术中透视

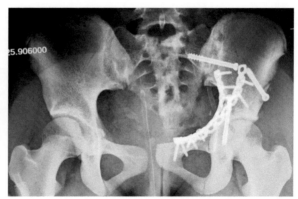

图 6-14　术后骨盆 X 线片

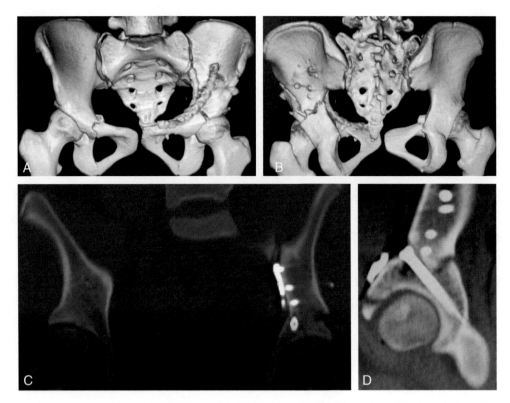

图 6-15　术后骨盆 CT 三维重建
A. 三维重建前面；B. 三维重建后面；C. 冠状位；D. 矢状位

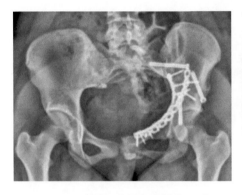

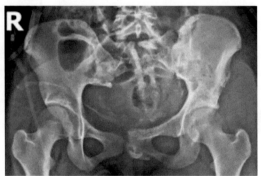

图 6-16　术后 9 个月复查骨盆 X 线　　　　　图 6-17　取出内固定

第 7 章　陈旧性髋臼骨折

Letournel 和 Judet 等将伤后超过 21 天未接受手术的髋臼骨折定义为陈旧性髋臼骨折，陈旧性髋臼骨折在临床诊疗中并不少见。陈旧性髋臼骨折复位困难，复位满意率低，术后创伤性关节炎发生率高，关节功能恢复相对较差，手术过程出血量大。当伤后时间超过 60 天时骨折端大多已经畸形愈合，一般的手术复位方法无法获得满意的效果，必须进行髋臼周围截骨矫形重建关节才能恢复头臼正确的解剖匹配关系。髋臼周围截骨矫形重建对于髋关节功能恢复有利，即使后期发生创伤性关节炎也为髋关节置换创造了骨性条件。

陈旧性髋臼骨折的畸形愈合、周围软组织挛缩等因素，单一入路截骨松解较困难，通常需要联合入路进行截骨松解，但联合入路创伤大、出血多、手术并发症多，术中需要改变体位，手术时间长，麻醉管理困难。腹直肌外侧入路具备显露髋臼双柱充分、手术创伤小、并发症少等优点，因此在髋臼骨折手术中的应用越来越广泛。笔者在大量新鲜髋臼骨折复位内固定基础上尝试对陈旧性髋臼骨折进行单一腹直肌外侧入路截骨复位固定，取得了良好疗效。

第一节　陈旧性髋臼骨折截骨

【病例 1】

患者男性，42 岁，因"高处坠落伤致左髋部及全身多处、活动受限 8 个月"入院，伤后因全身多处创伤行两次剖腹探查、左大腿中下段截肢术，左髋臼双柱骨折（图 7-1）因病情不稳定未行手术治疗，于伤后第 8 个月再次入院。入院查体：生命体征平稳，左大腿下段截肢术后，伤口愈合好，左髋关节活动受限。入院后骨盆 X 线检查（图 7-2）、CT 检查（图 7-3）示：左侧髋臼髂耻线、髂坐线不连续，骨折畸形愈合。

术前诊断：①左侧髋臼陈旧性骨折（Judet-Letournel 分型：双柱骨折）；②左大腿中下段截肢术后。

【病情特点及手术入路选择】

（一）病情特点

1. 中年男性，42 岁，伤后 8 个月，骨折畸形愈合，未行走，左髋关节活动明显受限。

2. 左髋臼髂耻线、髂坐线断裂，提示前、后柱骨折，移位明显，大于 2cm。

3. X 线及 CT 示股骨头无明显坏死。

患者诊断明确，左侧髋臼陈旧性双柱骨折，手术指征明确。术前详细评估，打印 1∶1 骨折模型，发现骨折端大部分已畸形愈合，根据骨不连部位长轴寻找到骨折端畸形愈合处并标记截骨路线，制订截骨复位计划。

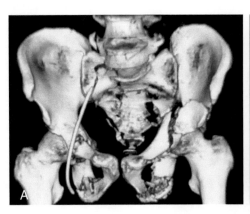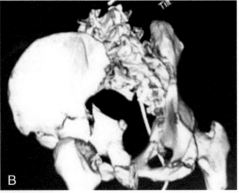

图 7-1　受伤时骨盆 CT 三维重建

A. 前面；B. 侧面

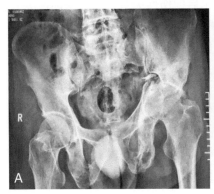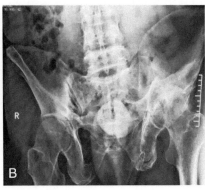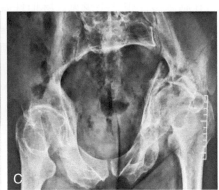

图 7-2　术前骨盆 X 线片

A. 骨盆正位；B. 出口位；C. 入口位

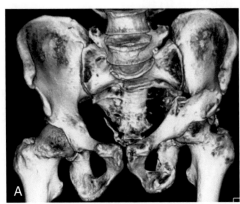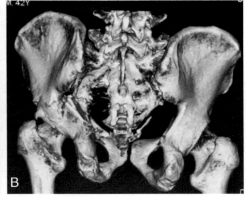

图 7-3　术前骨盆 CT 三维重建

A. 前面；B. 后面

（二）手术入路选择

　　陈旧性髋臼骨折手术入路的选择主要取决于原始骨折类型，对于单纯髋臼前壁、后壁、前柱、后柱骨折单一入路便可处理。累及髋臼双柱的骨折（包括横形骨折）需联合入路或扩大的前方入路才能满足术中复位及固定需要。但扩大入路术后异位骨化率非常高。近年来国内学者逐渐采用前后联合入路治疗髋臼复杂骨折，方案包括前方髂腹股沟入路＋后方 K-L 入路，Stoppa 入路或旁正中入路＋髂窝入路＋后方 K-L 入路，腹直肌旁入路＋K-L 入路等。对于需要截骨翻修重建手术治疗的患者前后联合入路是首选，但 Letournel、Matta 等学者认为联合入路术中出血多、损伤大、手术时间长、风险高、并发症多；后方 K-L 入路有可能损伤坐骨神经及臀上神经血管束。

本例采用单一腹直肌外侧入路，入路正下方即为髋臼顶至骶髂关节的位置，可较好地显露整个髋臼内侧面，直视下保护血管和神经后进行髋臼周围截骨、复位前后柱并判断复位情况，方便从骨盆环内侧固定髋臼。腹直肌外侧入路最大的优势在于可直视下沿方形区内表面显露至坐骨棘，复位后置入后柱顺行拉力螺钉固定防止其内移位，单一入路可满足除后壁骨折外大部分陈旧性髋臼骨折的复位固定。

患者因长期卧床，骨质疏松严重，选择髋臼一体化翼形解剖钢板进行固定可提高截骨复位固定质量，减少术中塑形钢板的时间缩短手术时间、减少术中出血。

【手术过程】

1. 麻醉、体位与手术显露同腹直肌外侧入路。

2. 窗口显露完毕后经内侧窗及中间窗去除骨折端瘢痕组织及嵌顿的软组织，仔细辨认骨折线走行，少量多次清除骨折端多余骨痂，沿原骨折线痕迹截断前柱并游离出来，经内侧窗清除前柱前壁骨折端的骨痂，再截断后柱，中间窗清除髋臼顶、方形区及后柱内表面的骨痂，彻底分离并清理关节腔，经中间窗显露骶棘韧带，依次复位前柱、后柱及方形区，克氏针临时固定。

3. 截骨大体复位后经中间窗向内侧窗放入髋臼一体化翼形解剖钢板，前方与耻骨支相贴后置入一枚螺钉，后方于坐骨大孔下方用顶棒将钢板与骨面顶压，使之与骨面相贴合，再用骨盆复位钳钳夹钢板与髂骨外板进行加压，使内移的髋臼后柱、方形区一起挤压向外，对股骨头中心性脱位进行复位，透视见骨折复位相对满意后，置入相关螺钉进行固定（图 7-4）。

4. 检查无活动性出血后冲洗术口，放置术区引流管，关闭手术切口。术后恢复正常，复查骨盆 X 线及 CT 三维重建示骨折复位固定良好（图 7-5）；无围术期并发症。

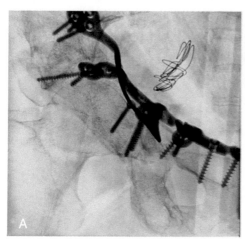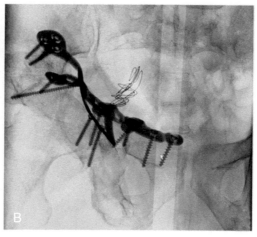

图 7-4　术中透视
A、B. 不同透视面

【经验与体会】

陈旧性髋臼骨折手术方法有翻修重建及髋关节置换手术等，本节主要讨论陈旧性髋臼骨折保髋治疗。移位的髋臼骨折治疗原则是要求关节面解剖复位及坚强内固定，陈旧性髋臼骨折手术适应证与新鲜髋臼骨折基本相同：①骨折移位＞3mm；②合并股骨头脱位或半脱位；③关节腔内游离骨块阻碍股骨头复位；④CT 片显示合并后壁骨折缺损＞40%；⑤移位骨折累及臼顶 Matta 顶弧角标准；⑥伴坐骨神经损伤。陈旧性髋臼骨折的特殊性导致了复位更加复杂和困难，临床疗效也远不及新鲜骨折。陈旧性髋臼骨折手术指征应考虑以下因素：①患者年龄，若年龄超过 60 岁，骨折移位不大，应首先考虑非手术治疗，待出现髋关节炎症状再考虑二期全髋关节置换术，手术医生应具备髋臼骨折治疗及全髋关节置换的经验；②对于一般情况差、不能耐受手术或存在严重的骨质疏松、不适合行骨折内固定者，应尽量选择非手术治疗；③若患者术野合并感染、外伤、腹部造瘘口或有压疮，手术感染风险大时应慎重选择切开复位内固定手术；④伤后超过60天的患者骨折端大部分已畸形愈合，常规复位方法无法满足复位要求，通常需术中截骨复位，同时大范围松解周围软组织韧带可导致手术时间延长、出血量大、复位效果差、手术风险显著增加，应充分尊重患者及家属意愿慎重选择手术；⑤如果软骨破坏严重不适合行重建手术，建议一期行关节置换。

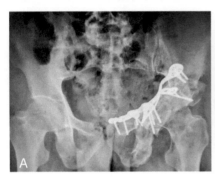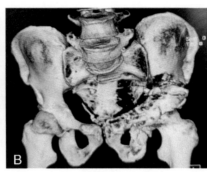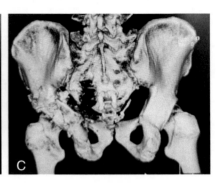

图 7-5　术后复查骨盆 X 线及 CT 三维重建
A. 正位 X 线片；B. 三维重建前面；C. 三维重建后面

【病例 2】

患者女性，30 岁，车祸伤致左髋部疼痛及活动受限 3 个月余，由外院转入。患者既往有精神病史，长期口服药物治疗。伤后因髋臼骨折合并膀胱破裂在外院行膀胱造瘘术，术后并发盆腔感染，髋臼骨折未行手术治疗，于伤后 3 个月余盆腔感染控制后转入我院。入院查体：体重 80kg，生命体征稳定，腹正中探查切口，长约 20cm，骨盆挤压、分离试验（−），双下肢不等长，左下肢较右侧短缩 4cm，无法正常行走。骨盆 X 线检查、CT（图 7-6）示：左髋臼髂耻线、髂坐线不连续，左髂骨翼骨折，骨折线在髋臼平面之上将双柱分开，骨折线周围骨痂生长明显。髋关节 MRI 检查（图 7-7）示：股骨头轮廓完整，无坏死表现。

术前诊断：①左髋臼陈旧性骨折（Judet-Letournel 分型：双柱骨折；三柱分型：C3 型）；②膀胱造瘘术后盆腔感染；③精神分裂症（控制中）。

【病情特点及手术入路选择】

（一）病情特点

1. 青年女性，陈旧性髋臼双柱骨折畸形愈合。

2. 左髋臼髂耻线、髂坐线断裂，移位明显。

3. 髂骨翼骨折线在髋关节水平上将双柱分开，提示为双柱骨折。

4. 髋臼关节面与中轴骨失去联系。

5. 膀胱造瘘术后盆腔感染，精神分裂症。

6. CT 显示髋臼已畸形愈合，MRI 提示股骨头无明显坏死迹象。

患者诊断明确，左侧髋臼双柱陈旧性骨折，移位＞2cm，手术指征明确。

（二）手术入路选择

同病例 1。

【手术过程】

1. 麻醉、体位与手术显露同腹直肌外侧入路。

2. 根据术前制订截骨计划截断髂骨、髋臼前柱、后柱，清理关节腔，切断骶棘韧带，依次复位前柱、后柱及方形区。

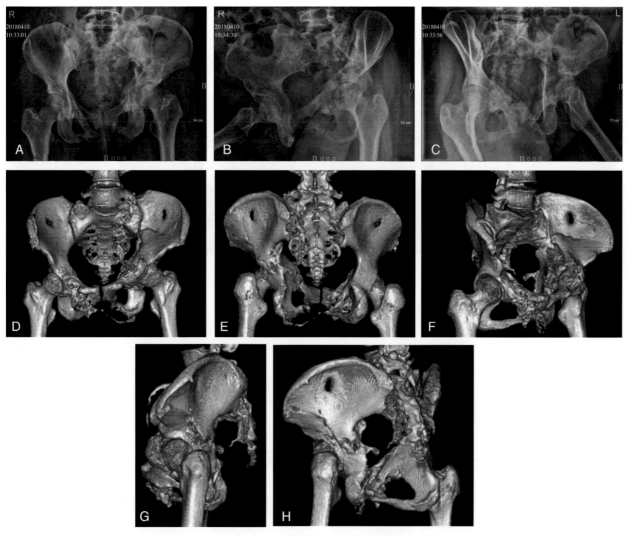

图 7-6　术前骨盆 X 线、CT 检查

A ～ C. 骨盆 X 线片；D ～ H. CT 三维重建

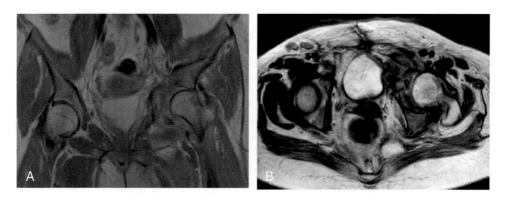

图 7-7　术前 MRI 检查

A. 冠状位；B. 横断位

3. 复位顺序：复位髂骨体及髋臼部分，复位后骨盆内侧采用重建钢板固定髂骨体，1 枚直径 7.3mm 空心钉自髋臼上缘垂直骨折线固定，沿弓状线跨髂骨及耻骨用重建钢板固定，透视见骨折复位满意，髋臼轮廓恢复正常后（图 7-8）置入螺钉稳定固定。

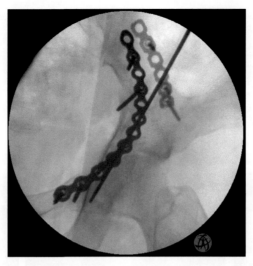

图 7-8　术中透视

4. 检查无活动性出血后冲洗术口，放置术区引流管，关闭手术切口。手术顺利，手术时长 150 分钟，术中出血 2300ml，输注同型异体红细胞 4U，新鲜冷冻血浆 400ml，自体回输 460ml。

5. 患者术后病情平稳，无并发症，无发热，肛门排气后第 2 天拔除腹部引流管，并开始进流质饮食；复查骨盆 X 线及 CT 三维重建（图 7-9）示：骨折复位满意，髋臼轮廓恢复正常，内固定钢板、螺钉位置适中，术后第 7 天出院。术后 3 个月开始扶拐部分负重行走，左髋关节活动可，骨盆正位 X 线片见骨折复位维持良好，骨折线模糊，无骨折复位丢失及内固定松动（图 7-10）。术后 1 年随访，行走基本正常，可完全下蹲，无髋关节疼痛，左髋关节活动基本正常，X 线片示骨折愈合（图 7-11），髋臼形态结构正常，无骨折复位丢失，无创伤性髋关节炎早期表现及股骨头坏死征象。

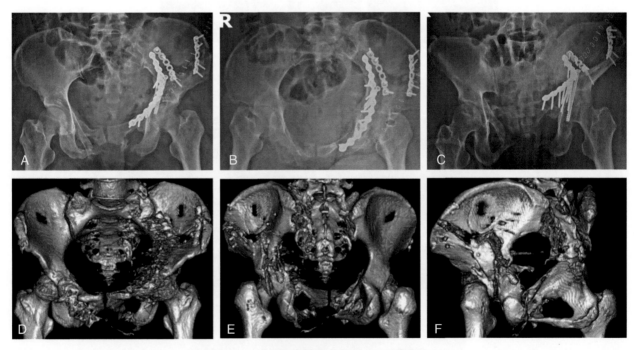

图 7-9　术后复查骨盆 X 线及 CT 三维重建
A. 骨盆正位；B. 入口位；C. 出口位；D. 三维重建前面；E. 三维重建后面；F. 三维重建后侧面

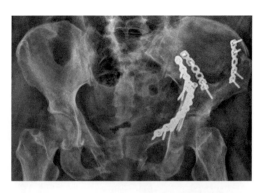

图 7-10　术后 3 个月复查骨盆 X 线

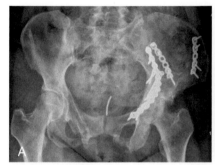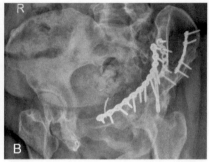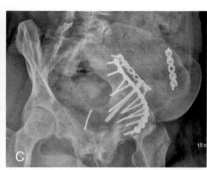

图 7-11　术后 1 年复查骨盆 X 线

A. 骨盆正位；B. 闭孔斜位；C. 髂骨斜位

【病例 3】

患者男性，23 岁，因"高处坠落伤致右髋部疼痛、活动受限 1 年"入院，患者伤后因全身多处创伤在外院就诊，诊断为右髋臼骨折，未行手术治疗。于伤后 1 年因右侧髋部疼痛、双下肢不等长、跛行而入我院。入院查体：生命体征平稳，双下肢不等长，右下肢较左侧短缩约 3cm，右下肢外旋明显（图 7-12），右髋关节活动受限。入院后骨盆 X 线检查（图 7-13）、CT 检查（图 7-14）示：右侧髋臼髂耻线、髂坐线不连续，骨折畸形愈合，股骨头呈中心性脱位，可见明显"马刺征"。

术前诊断：右髋臼陈旧性骨折畸形愈合（Judet-Letournel 分型：双柱骨折）。

【病情特点及手术入路选择】

（一）病情特点

1. 青年男性，23 岁，伤后 1 年，骨折畸形愈合，未行走，右下肢较左侧短缩约 3cm，右下肢外旋明显，髋关节活动明显受限。

2. 右髋臼髂耻线、髂坐线断裂，移位＞ 2cm，股骨头呈中心性脱位，表现有明显"马刺征"。

3. 髋关节 MRI 提示股骨头无明显坏死迹象。

患者诊断明确，右髋臼陈旧性双柱骨折畸形愈合，手术指征明确。

（二）手术入路选择

陈旧性髋臼骨折手术入路的选择主要取决于原始骨折类型，患者为陈旧性双柱骨折畸形愈合，从影像学表现看，患者头臼在脱位状态下有重新匹配表现，整个髋关节向盆内突出，头臼匹配尚可，手术截骨通过髋臼周围不经过髋关节面即可，手术入路选择前方腹直肌外侧入路（具体原因见病例 1 分析）。患者陈旧性骨折已畸形骨性愈合，截骨、复位与固定难度均较大，术前详细评估，打印 1 ∶ 1 骨折模型，根据骨折部位长轴寻找骨折端畸形愈合处，并标记截骨路线，制订截骨复位计划。

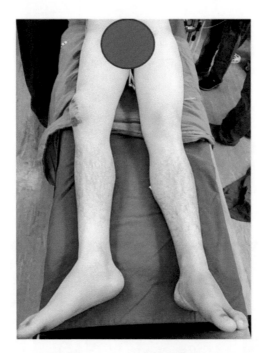

图 7-12　双下肢不等长

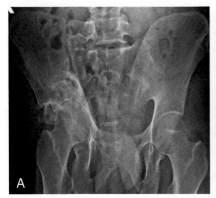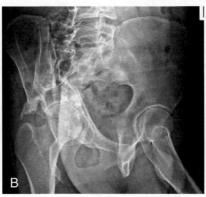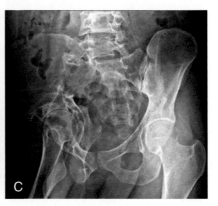

图 7-13　入院时骨盆 X 线检查
A. 正位；B. 闭孔斜位；C. 髂骨斜位

【手术过程】

1. 麻醉、体位与手术显露同腹直肌外侧入路。

2. 窗口显露完毕后经内侧窗及中间窗去除骨折端瘢痕组织及嵌顿的软组织，仔细辨认骨折线走行，少量多次清除骨折端多余骨痂，沿原髋臼上方骨折部位痕迹由盆内向后方置入一排克氏针，显示截骨平面及方向，透视见导针正好通过术前设计的截骨部位后（图 7-15），沿导针用骨刀截断髋臼上方，并用骨膜剥离器将髋臼上下两部分彻底分离。再经中间窗沿髋臼后柱内侧面骨膜下显露至坐骨棘，用骨刀凿断坐骨棘（相当于切断骶棘韧带，图 7-16）；通过截骨处撬拨、骨盆复位钳钳夹，结合下肢牵引对髋臼中心性脱位进行复位（图 7-17），大骨盆上方放置重建钢板固定（图 7-18）。于真骨盆缘内侧再放置一块重建钢板加强固定。透视见原髋臼中心脱位明显改善，骨盆环结构基本恢复正常（图 7-19），检查无活动性出血后冲洗术口，放置术区引流管，关闭手术切口。

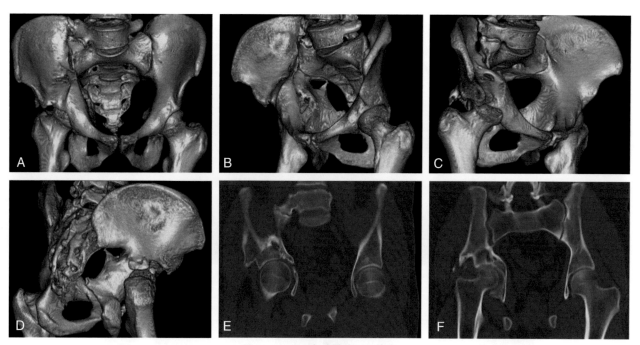

图 7-14 入院时骨盆 CT 检查

A. 前面；B. 内侧面；C. 外侧面；D. 后外侧面；E、F. 冠状位重建

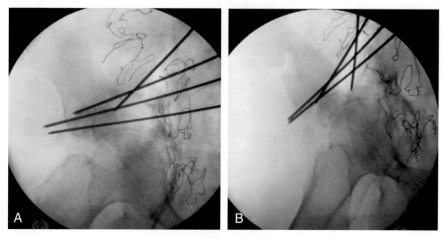

图 7-15 术中透视导针标识的截骨部位

A、B. 导针通过截骨部位

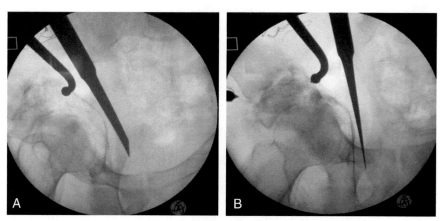

图 7-16 术中透视用骨刀凿断坐骨棘

A. 髂骨斜位；B. 正位

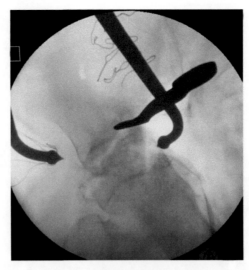

图 7-17 骨盆复位钳钳夹复位

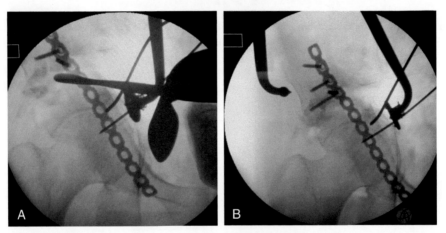

图 7-18 大骨盆上方放置重建钢板
A.骨膜剥离器伸入骨折端辅助撬拨复位；B.去除骨膜剥离器

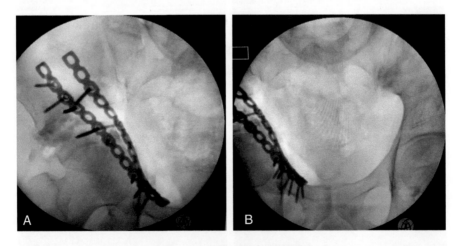

图 7-19 真骨盆缘上放置钢板
A.右髋关节轮廓恢复正常；B.骨盆环双侧基本对称

3.术后恢复正常，复查骨盆 X 线及 CT 示：骨折截骨复位固定良好（图 7-20）；无围术期并发症。术后双下肢不等长及右下肢外旋畸形明显得到纠正（图 7-21）。术后 2 个月复查 X 线见骨折基本愈合，开始下床行走；术后 6 个月行走姿势恢复正常，无疼痛及其他不适主诉，X 线及 CT 均显示骨折愈合（图 7-22），无创伤性关节炎及股骨头坏死征象。

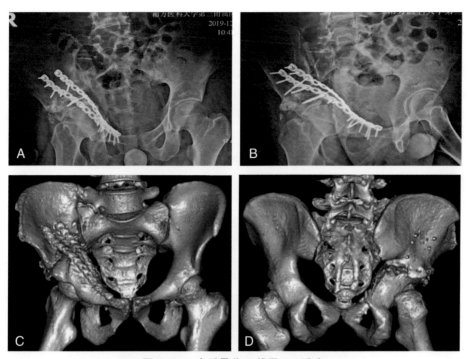

图 7-20　术后骨盆 X 线及 CT 重建

A. 骨盆正位；B. 闭孔斜位；C. 三维重建前面；D. 三维重建后面

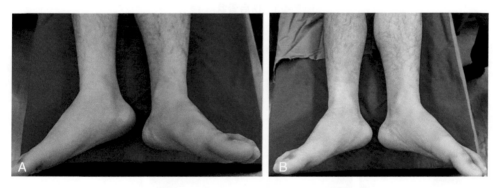

图 7-21　术后双下肢不等长及右下肢外旋畸形明显纠正

A. 术前；B. 术后

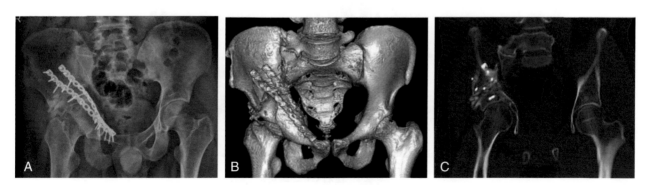

图 7-22　术后 6 个月复查 X 线及 CT

A. 骨盆正位；B. 三维重建前面；C. 冠状位重建

第二节　陈旧性髋臼骨折术后翻修

【病例】

患者男性，43 岁，因"车祸致左髋疼痛、活动受限 2 小时"急诊入院。入院行 X 线（图 7-23）及 CT 三维重建（图 7-24）示：左侧髋臼粉碎性骨折并髋关节脱位；于伤后 1 周行左侧髋臼粉碎性骨折切开复位内固定手术，手术入路选择髂腹股沟联合 K-L 入路，手术时长 7 小时。术后复查 X 线如图 7-25。术后伤口愈合拆线。术后 2 个月在康复科行关节松动锻炼时出现左髋部疼痛，活动受限，复查骨盆 X 线片（图 7-26）提示左髋关节脱位，即在腰麻下行反复手法复位，未能复位，且出现髋部肿胀、疼痛，1 周后原后部伤口出现流脓，多种感染指标均高；复查 CT 如图 7-27。行抗生素抗感染治疗，于手术后 3 个月行翻修手术。

术前诊断：①左侧髋臼陈旧性骨折术后感染（Judet-Letournel 分型：横形伴后壁骨折）；②左侧股骨头后脱位。

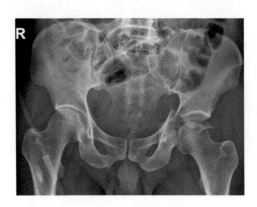

图 7-23　伤后骨盆 X 线

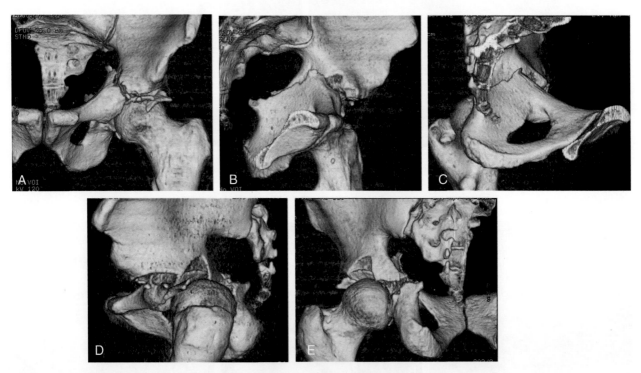

图 7-24　伤后 CT 三维重建

A. 前面；B. 内侧面；C. 内面；D. 后侧面；E. 后面

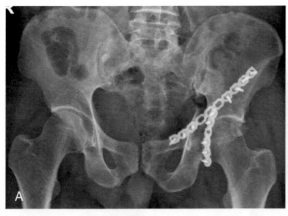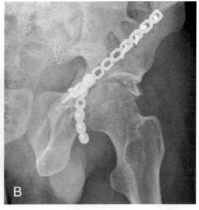

图 7-25 第一次术后复查 X 线
A. 骨盆正位；B. 髋关节正位

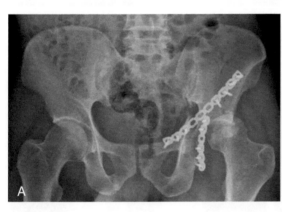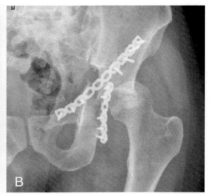

图 7-26 第一次术后 2 个月复查 X 线
A. 骨盆正位；B. 髋关节正位

【病情特点及手术入路选择】

（一）病情特点

1. 中年男性，43 岁，术后 3 个月，未行走，左髋关节再次脱位并后侧伤口流脓。

2. 左髋臼髂耻线、髂坐线断裂，未完全复位，可见前、后侧固定钢板，但位置不佳。

3. 髋臼窝内有大片游离骨块，髋臼后上壁骨缺损。

4. 伤后及术后无坐骨神经损伤表现。

患者诊断明确，左侧髋臼骨折术后复位不良再脱位，切口感染，手术指征明确。患者陈旧性骨折已 3 个月，合并感染，复位与固定难度均较大，后部感染后骨缺损较大，髋关节感染难控制。

（二）手术入路选择

患者原始骨折为横形伴后壁骨折，选择前后联合入路，但术中骨折复位不良，导致术后再脱位；脱位后反复复位。导致髋关节感染。因关节腔内有大片骨块、后上壁有较大的骨缺损，闭合复位难以维持。

此患者前后侧均放置有钢板固定，翻修手术必须选择前后联合入路。后方只有 K-L 入路可选择，前方手术入路应选择不加重创伤、能直视下显露骨折端、能较好地保护血管、神经不受损伤。原始髂腹股沟入路因血管束粘连较难进行分离，因此前方入路选择显露较为直接且充分的腹直肌外侧入路。

【手术过程】

1. 麻醉、体位：全身麻醉、漂浮体位。

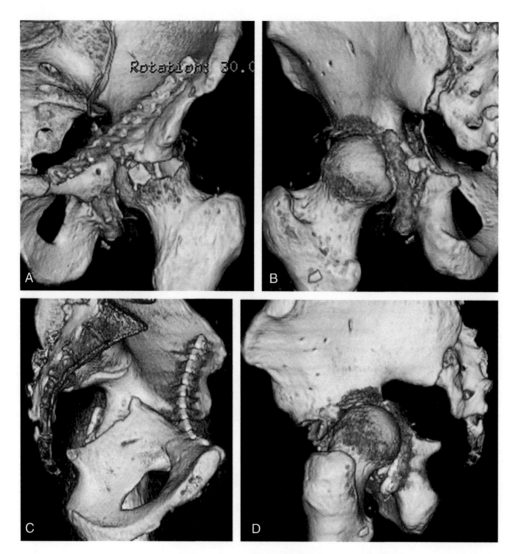

图 7-27　术后 2 个月复查 CT
A. 前面；B. 后面；C. 内侧面；D. 后侧面

2. 前方入路手术：经原皮肤切口进入，深部按腹直肌外侧入路的内、外侧及中间窗进行显露，通过内侧窗显露取出钢板耻骨支上的 3 枚螺钉；经外侧窗显露髂前上棘，取出固定钢板的外侧 4 枚螺钉，取出螺钉后紧贴骨面抽出前方钢板。通过内侧窗、中间窗交替显露并清理横形骨折的骨折端。

3. 后方入路手术：沿原切口进入，见臀部肌肉瘢痕化严重，找不到正常间隙，外旋肌群失去正常结构，小心分离找到坐骨神经并加以保护，取出后侧固定钢板的螺钉。发现后侧伤口深部均为炎性肉芽组织，后壁骨块基本吸收，关节腔及骨折端均为炎性组织，予以彻底清理后并用脉冲冲洗器反复冲洗。股骨头软骨尚好，但髋臼软骨缺损较大。

4. 骨折复位：通过前、后入路反复交替进行骨折端清理，进行前后联动复位；先行前方入路复位前柱骨折，放置重建钢板固定，再通过后方入路顺行置入前柱螺钉加强前柱的复位固定；复位后柱见后壁缺损较大，取髂后上棘全层大骨块重建后壁，放置髋臼后壁重建钢板固定。透视见骨折复位满意，钢板、螺钉位置正常（图 7-28）。检查无活动性出血后冲洗术口，放置术区 2 根引流管进行灌洗，关闭手术切口。

5. 术后恢复正常，行左下肢皮牵引。复查骨盆 X 线及 CT 三维重建示骨折复位固定良好（图 7-29）；无围术期并发症。伤口 2 周后愈合良好拆线。术后 1 个月伤口无不适，复查 X 线示髋关节对位保持良好（图 7-30），去除牵引后功能锻炼。术后 3 个月下床行走，无不适主诉，X 线示髋关节对位良好（图 7-31）。

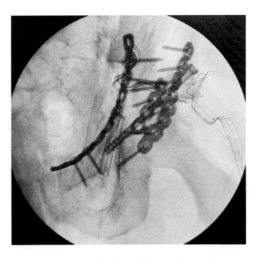

图 7-28　术中骨折复位固定后透视

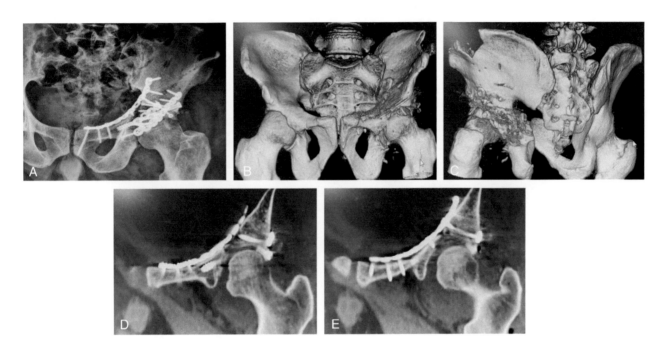

图 7-29　术后复查骨盆 X 线及 CT 三维重建

A. 骨盆正位；B. 三维重建前面；C. 三维重建后面；D、E. 冠状位

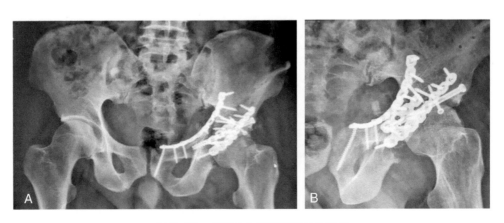

图 7-30　术后 1 个月髋关节对位良好

A. 骨盆正位；B. 左髋关节正位

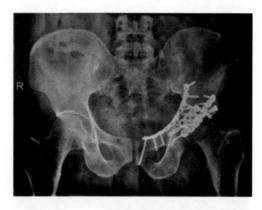

图 7-31　术后 3 个月复查 X 线

第 8 章　　骨盆骨折

第一节　新月形骨折

　　累及骶髂关节的髂骨骨折称为骨盆新月形骨折，新月形骨折是骨盆侧方压缩型损伤中的一类亚型，约占骨盆环损伤的 12%。其原始定义为一种特殊类型的骶髂关节骨折脱位，即从骶髂关节处发生髂骨骨折，骨折线向外上方延伸造成骶髂关节前半部分发生脱位，同时在髂骨翼后方形成一新月状的骨折块，依靠后方完整的骶髂关节韧带复合体的连接仍然与骶骨连成一个整体，而前方脱位的骶髂关节伴有不同程度的骶髂前韧带和骨间韧带损伤，但骶棘韧带、骶结节韧带及盆底肌常保持完整，损伤常伴有前环的耻骨支骨折或耻骨联合损伤。Day 根据骶髂关节所涉及的位置和范围将新月形骨折分为 3 型：Ⅰ型为累及骶髂关节前1/3，导致后方形成一较大的新月形骨折块（图 8-1）；Ⅱ型为累及骶髂关节中 1/3，后方形成一中等大小的新月形骨折块（图 8-2）；Ⅲ型为累及骶髂关节后 1/3，后方形成一较小的新月形骨折块（图 8-3）。以往认为新月形骨折为旋转方向不稳定，而垂直方向稳定，但最近有学者发现骨盆新月形骨折还可能存在垂直方向的不稳定。新月形骨折同时存在于髂骨骨折和骶髂关节脱位，属于关节内骨折，骨折和脱位相互影响，常合并前环损伤，手术治疗可使髂骨骨折和骶髂关节脱位获得解剖复位及坚强固定。

　　骨盆新月形骨折根据骨折类型不同，手术方式也完全不同。传统手术方法中前方入路复位固定可治疗所有类型的骨盆新月形骨折，骶髂螺钉适用于移位不明显、无移位和能闭合复位的 Day Ⅲ型及部分Day Ⅱ型；后方入路复位固定可治疗 Day Ⅱ型、Ⅲ型，对于无移位或能闭合复位的 Day Ⅰ型、Ⅱ型也可选择 LC-2 螺钉固定（图 8-4）。

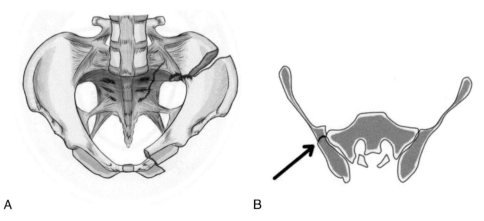

A　　　　　　　　　　　　　　　B

图 8-1　Day Ⅰ型骨盆骨折示意图

A. 大体示意图；B. CT 横断面

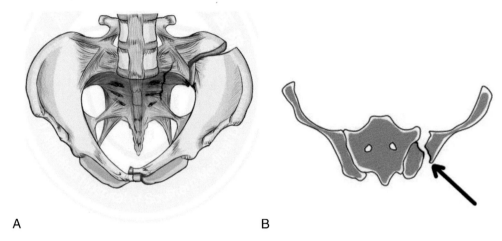

图 8-2　Day Ⅱ 型骨盆骨折示意图
A. 大体示意图；B. CT 横断面

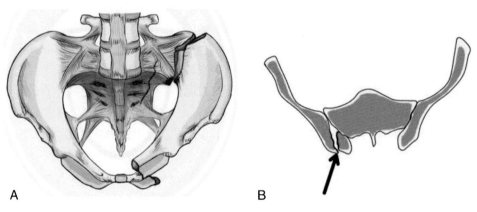

图 8-3　Day Ⅲ 型骨盆骨折示意图
A. 大体示意图；B. CT 横断面

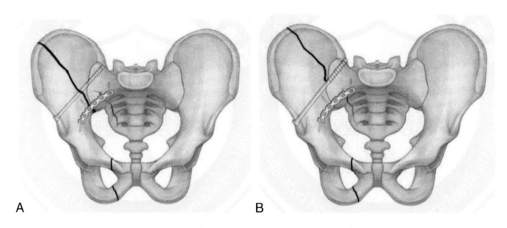

图 8-4　不同类型新月形骨折的固定方式
A. Day Ⅰ 型固定方式；B. Day Ⅱ 型固定方式

　　腹直肌外侧入路的中间窗能直视下显露骶髂关节，在保护髂血管、腰骶干神经的同时对骨折进行复位。跨骶髂关节螺钉固定适用于所有类型的骨盆新月形骨折，手术显露方法、复位固定技巧基本一致。本章主要介绍腹直肌外侧入路治疗新月形骨盆骨折临床方法，供临床骨科医生参考。

【病例】

中年男性，以"车祸致伤右侧盆部后疼痛、活动障碍 2 天"入院。骨盆 X 线（图 8-5）及 CT 扫描及三维重建（图 8-6）示：右侧骨盆新月形骨折，骨折线涉及骶髂关节中部，髂窝粉碎，左侧耻骨上下支骨折。

术前诊断：骨盆骨折（新月形 Day Ⅱ 型）。

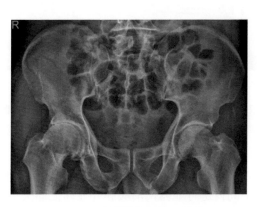

图 8-5　术前骨盆正位 X 线片

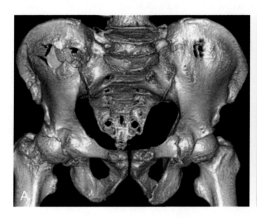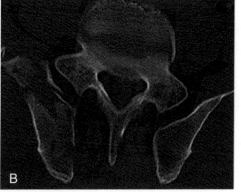

图 8-6　术前骨盆 CT 三维重建
A. 前面；B. 骶骨髂关节横断面

【病情特点及手术方式选择】

（一）病情特点

1. 中年男性，既往史无特殊。

2. 车祸致伤，全身状况稳定，局部皮肤条件可。

3. 髂骨骨折涉及右侧骶髂关节中 1/3，对侧耻骨上下支骨折。

（二）手术入路选择

本例属于 Day Ⅱ 型骨折合并髂骨翼骨折较粉碎，闭合复位对髂骨翼骨折较困难，拟行骨折切开复位钢板固定（图 8-7）。手术入路选择腹直肌外侧入路；前环骨折、骨盆环不稳定可辅助使用前环钢板或通道螺钉、INFIX 架进行稳定。

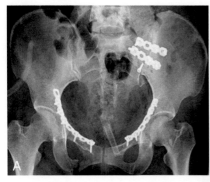
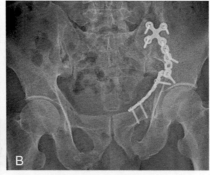
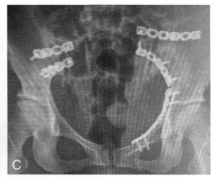

图 8-7　不同类型骶髂前钢板固定方式
A. 骶髂关节双钢板固定；B. 骶髂关节 "X" 形钢板固定；C. 双侧骶髂钢板固定

【手术过程】

1. 麻醉及体位：全身麻醉气管插管，平卧位消毒腹部、患侧髋及下肢，右下肢消毒后包扎备术中牵引用。

2. 取右侧腹直肌外侧入路的中间窗进行显露，沿腹膜外显露骶髂关节后再沿真骨盆缘将髂腰肌牵拉向外侧，显露骶髂关节及外侧髂骨骨折线，结合下肢牵引辅助复位后根据骨折形态放置双钢板跨骶髂关节固定。直视见骨折解剖复位，前环辅助 INFIX 架固定；活动下肢见骨折块稳定，冲洗伤口彻底止血，检查无活动性出血后，缝合伤口。

3. 术后病情稳定，无发热及腹胀等；复查骨盆 X 线（图 8-8）及 CT 三维重建（图 8-9）示：骨折脱位复位满意，内固定位置良好，无并发症。

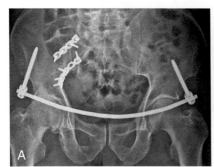
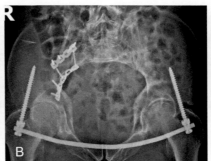
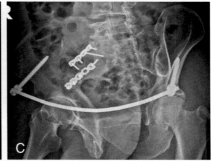

图 8-8　术后复查骨盆 X 线
A. 正位；B. 入口位；C. 髂骨斜位

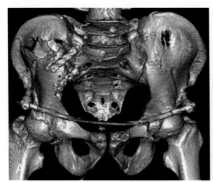
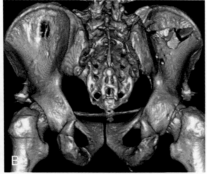
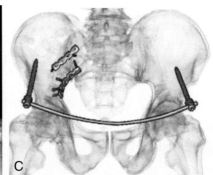

图 8-9　术后复查骨盆 CT 三维重建
A. 前面；B. 后面；C. 透明像

【经验与体会】

Day 根据不同骨折类型采用不同的手术固定方式：Ⅰ型采用前方入路切开复位钢板固定，Ⅱ型采用后方入路切开复位钢板结合螺钉固定，Ⅲ型采用闭合复位骶髂螺钉固定骶髂关节。笔者认为①Day Ⅰ型新月形骨折仅累及骶髂关节前缘部分，可当作髂骨骨折来处理，选择前方髂窝入路、腹直肌外侧入路或腹直肌旁入路，术中可视骶髂关节的稳定性同时固定前方骶髂关节；②Day Ⅱ型新月形骨折可选择前方髂窝入路、腹直肌外侧入路、腹直肌旁入路，必要时同时使用钢板和 LC-2 螺钉固定；或从后方入路切开复位固定新月形骨折，如果骶髂螺钉进钉点骨质完整可结合骶髂螺钉固定（图 8-10）；③Ⅲ型新月形骨折累及前方大部分的骶髂关节，仅遗留后方较小的、稳定的新月形骨块，建议将其当作骶髂关节脱位行经皮骶髂关节螺钉固定术（图 8-11）；或选择前方髂窝入路、腹直肌外侧入路、腹直肌旁入路中的一种钢板固定。

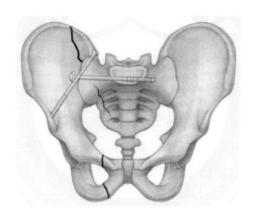 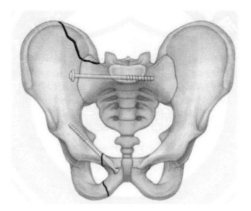

图 8-10　Day Ⅱ型新月形骨折固定形式　　　　图 8-11　Day Ⅲ型新月形骨折固定形式

第二节　C 形骨盆骨折

骶骨为松质骨，骶骨 Denis Ⅱ区有一排骶孔，相对于骶髂关节髂骨侧骨，骶骨是最薄弱的，Tile C1.3 型骨盆骨折是最常见的 C 形骨盆骨折类型。根据受伤性质、受伤时暴力，存在垂直和旋转不稳定，骨折向上移位明显，合并腰骶干神经损伤比率较高。Tile C1.3 型骨盆骨折复位，有闭合复位或开放复位，固定方式有骶髂螺钉（S_1、S_2 螺钉的全长、半长螺钉间的多种组合）、骶前钢板、后路腰髂固定（或三角固定）、后路 M 形钢板、后路 INFIX 架等（图 8-12）。手术方式取决于移位程度、伤后时间、术者能力、手术室条件等，以最小的创伤达到最佳的手术效果是临床医生永远的追求。

微创治疗骨盆骨折具有创伤小、术中出血少、术后恢复快等优势，近年来在国内得到较快发展。闭合复位微创固定对手术团队的技术及手术室的透视硬件均要求较高，难以在基层医院广泛开展；陈旧性骨盆骨折、合并腰骶干神经损伤需神经探查松解者，微创技术难以满足；后路腰髂固定虽然能达到较好的复位固定，但对腰椎的活动度牺牲较大，手术并发症较多；C1.3 型骨盆骨折多伴有前环损伤，必须前后联合入路完成复位固定，无论手术创伤、手术时间、术中出血等均有影响；如果合并前方的神经卡压则难以进行神经减压，仍需从前方进行神经探查。

腹直肌外侧入路的中间窗和骶前窗能对骶髂关节周围、骶前区进行很好的显露，并能直视下保护髂血管，对骨折进行复位、腰骶干神经和骶 1 神经根探查减压，还可进行骶髂前钢板或骶髂螺钉固定，能一期完成骨折复位固定和神经探查减压。

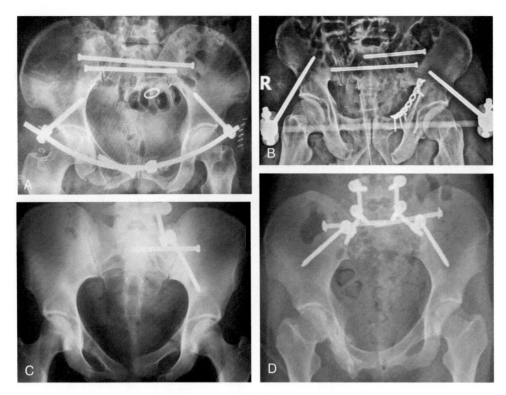

图 8-12　骨盆后环固定方式

A ～ D. 不同类型的骨盆后环固定

【病例】

患者女性，31 岁，以"车祸致伤右侧盆部后疼痛、右足趾活动不能 61 天"由外院转入（2010 年 8 月病例）。患者 2 个月前因车祸致伤右侧盆部后疼痛、右足活动不能在当地医院治疗，诊断为骨盆骨折合并右侧腓总神经损伤，未行手术治疗，因盆部疼痛、站立不能、右足趾活动不能，于伤后第 61 天来我院。入院后行骨盆 X 线（图 8-13）及 CT 扫描三维重建（图 8-14）示：右侧骶骨 Denis Ⅱ区骨折，向后、上移位明显，左侧耻骨上下支骨折。

术前诊断：陈旧性骨盆骨折（Tile C1.3 型）合并骶丛神经损伤。

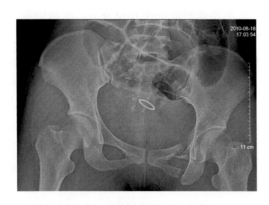

图 8-13　术前骨盆正位 X 线片

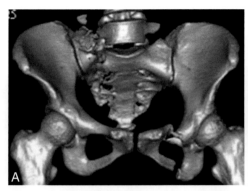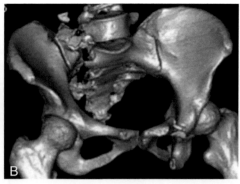

图 8-14　术前 CT 扫描三维重建

A. 前面；B. 内侧面

【病情特点及手术入路选择】

（一）病情特点

1. 青年女性，右侧骶骨骨折，后上移位明显。

2. 右侧骶丛神经完全损伤表现，2 个月无恢复迹象。

3. 左侧耻骨上下支骨折移位，未愈合。

（二）手术入路选择

骨盆 Tile C1.3 型骨折传统手术方法为后路切开，腰骶撑开复位，腰骶固定或三角固定；后路腰骶固定有下述缺点：①对前路耻骨支骨折移位无法复位固定，需再行前入路；②无法对神经损伤进行探查、减压；③创伤大、牺牲腰椎的活动度。患者伤后 2 个月因骨痂及周围软组织挛缩等因素，闭合复位可能性小。开放复位方法有髂窝入路，但对腰骶干神经显露较困难。固定方式只能选择骶髂螺钉固定。拟定手术方案：经右侧脊柱外科倒"八"字切口进入，腹膜后显露骶髂关节，探查松解腰骶干神经后，复位（可借助钢板提拉复位）骶骨骨折，并行跨骶髂关节骶前钢板固定术。此入路改良后即为腹直肌外侧入路。

【手术过程】

1. 麻醉及体位：全身麻醉气管插管，平卧位消毒腹盆部及右下肢，右下肢包扎供术中牵引用。

2. 骨折显露：经腹直肌外侧入路中间窗显露骶髂关节周围，沿骶髂关节内侧骶骨耳状面紧贴骨膜向内侧显露，找到腰骶干神经，见腰骶干神经明显受压变扁平，表面增生瘢痕组织束缚较紧，予以小心切开松解，并向远端进行分离。再通过腹直肌外侧入路骶前窗——髂血管与骶正中的间隙进行分离，找到骶岬及骶 1 椎体，再沿骶 1 椎体边缘贴骨膜向外分离，显露骨折端，腰骶干神经正好位于骶骨骨折端边缘。同时行左侧耻骨联合旁小切口显露左侧耻骨支，并对周围软组织进行清理、松解。

3. 骨折复位与固定：直视下用骨膜剥离器伸入骶骨骨折端进行撬拨，松动骶骨骨折块，辅助下肢牵引复位骶骨移位；见骨折复位不佳，用拉钩将腰骶干神经提起，将预弯的钢板放置骶前真骨盆缘，钢板内侧达骶 1 椎体前方中线处，通过钢板螺钉提拉作用进一步复位骶骨骨折，直视下见骨折复位满意，钢板固定稳定，腰骶干神经跨钢板上方，骨折复位后神经明显变松，用明胶海绵放置神经下方，使神经与钢板分开。再复位左侧耻骨支并行钢板固定。活动髋关节见骨盆环固定稳定，冲洗伤口，检查无活动性出血后放置引流管，缝合伤口。

4. 术后恢复良好，无发热及其他不适，复查骨盆正位 X 线（图 8-15）及 CT 三维重建（图 8-16）示：右侧骶骨骨折脱位复位满意，骨盆环结构恢复，内固定位置良好；无并发症发生。术后 1 个月复查，右下肢神经功能完全恢复，复查 X 线（图 8-17）示无骨折复位丢失及内固定松动发生，开始扶拐下床行走。术后 3 个月返院复查见骶骨骨折及耻骨支骨折已经愈合（图 8-18），行走步态正常，复查 X 线示骨折愈合，髋臼形态结构正常，无骨折复位丢失。术后 4 年复查时完全恢复正常生活（图 8-19）。患者术后第 5 年妊娠二胎 5 个月时感觉右侧骶髂关节疼痛并加重，1 个月后疼痛突然消失；术后第 8 年随访，生活工作均无影响，骨盆 X 线片（图 8-20）示骨盆环结构维持术后状态，骶骨侧 3 枚螺钉均断裂，考虑妊娠时骶髂关节的微动导致疼痛，螺钉断裂后疼痛消失。

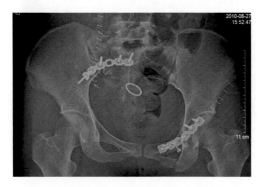

图 8-15　复查骨盆正位 X 线

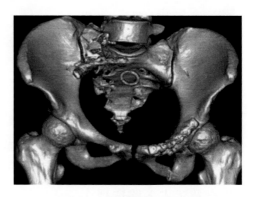

图 8-16　术后复查 CT 三维重建

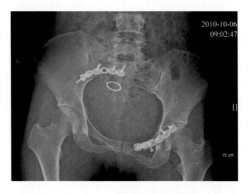

图 8-17　术后 1 个月复查骨盆正位 X 线

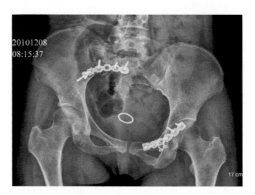

图 8-18　术后 3 个月复查骨盆正位 X 线

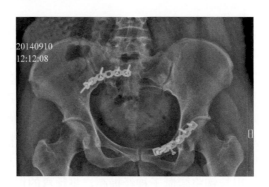

图 8-19　术后 4 年复查骨盆正位 X 线

【经验与体会】

Tile C 型骨盆骨折后环内固定方式主要有：骶髂螺钉、骶前钢板、腰骶固定或三角固定、M 形钢板、INFIX 架、可调式骨盆后环钢板固定等。其各有适应证和优缺点，如何选择要根据骨折分型、骨盆形态、手术方式、术者的经验综合考虑，手术安全是前提，稳定固定是基本，微创操作是趋势。

腰骶固定或三角固定是骨盆后环最稳定的固定方式，也是目前在基层医院应用较多的内固定方式，但有感染风险大、钉尾顶压皮肤、内固定松动、内植物断裂等并发症，同时对腰椎的活动影响较大，大多数患者明显感觉后腰部不适。Tile C 型骨盆骨折前环同样要进行固定，需要前后联合入路来完成手术，手术时间长、出血多、麻醉管理困难，更不能从前方进行神经探查减压。如果合并骶骨骨折可出现大小便功能障碍，在选择腰骶固定的同时进行后路骶管减压。

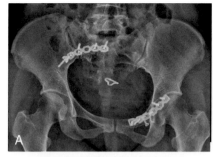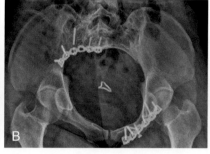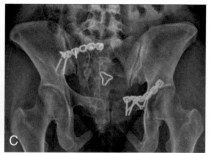

图 8-20 术后 8 年复查骨盆 X 线
A. 正位；B. 入口位；C. 出口位

  跨骶髂关节钢板是固定骨盆后环的方式之一，由于骶前解剖复杂、血管网丰富，因此部分学者将骶前视为手术禁区。陈旧性 Tile C 型骨盆骨折合并腰骶干神经损伤时必须在骶前区进行直接操作才能达到手术效果，因此要掌握手术适应证。

  骶髂螺钉是固定骨盆后环最有效的方式之一，随着微创复位技术的成熟与开展，导航技术、骨科手术机器人的应用使骶髂螺钉技术越来越被广泛应用。Tile C 型骨盆骨折的骨折线位于骶骨翼甚至骶骨体，因此对骶髂螺钉置入的要求较高，理论上讲螺钉越长，其强度越强，由于骨折断端是松质骨，骨质对螺钉的把持力较差，螺钉过骨折线越长其强度越强，刚过骨折线的螺钉强度较差，发生松动的可能性较大，贯穿螺钉由于通过 6 层皮质，其固定强度甚至强于腰髂固定。由于骶髂螺钉的通道较窄，发生骨折移位后通路更窄，同时约有 20% 的人群存在骶髂变异，因此术前要经 CT 测量骶髂螺钉的通道，如果通道不能满足螺钉置入，可能要选择其他固定方式。

第三节　骶骨骨折

  骶骨骨折治疗方法的选择取决于骨盆环的稳定性、骨折移位情况和神经功能。单纯骶骨的垂直骨折少见，常合并骨盆前环的骨折，治疗方式应综合考虑骨盆环的骨折。骶骨的横形骨折分为两类：无移位骨折的后凸角度可能增大但稳定性良好，通常指 Roy-Camille I 型骶骨骨折；骶骨近端的横形骨折常伴有神经损害，如果移位明显需要复位并固定。治疗方式的选择主要取决于神经功能的损害程度，如果骨折或脱位累及腰椎骨盆结合部，导致骨盆不稳定和（或）神经功能损害时需要手术治疗。这其中包括骶骨的斜形骨折，即使是单侧腰骶关节的损伤也可能引起不稳定。当骶骨骨折合并有严重的骨盆环损伤时，治疗的主要目标是重建骨盆环的生物力学稳定，可通过手术或非手术治疗实现。如果是创伤或应力因素引起骶骨的横形骨折，有严重的骨折成角、移位和（或）神经很受压、功能缺失等应手术治疗。采用手术或是非手术治疗应明确是否存在神经功能损伤等及损伤的力学类型。

  骶骨骨折包括骶骨 H 形、U 形、L 形、λ 形骨折等（图 8-21），多为高处坠落伤后垂直暴力损伤导致。骶骨骨折后骨盆后环及腰骶的稳定性严重破坏，必须手术重建腰骶及骨盆后环的完整性才能恢复患者的功能；骶骨骨折常合并马尾神经损伤，导致大小便功能障碍，需后路骶管神经探查减压。常用正中入路腰骶撑开复位骶骨骨折、骶管减压探查松解马尾神经。部分患者由于骶骨（S_1）向前移位严重使前方腰骶干神经、S_1 神经根损伤，必须联合前方入路。腹直肌外侧入路的中间窗对骶前有较充分的显露，能直视骶前的解剖结构，辅助骨折复位的同时对腰骶干神经、S_1 神经根减压。本节介绍一例骶骨 # 形骨折，由于骶 1 椎体向腹腔脱出明显，且伴有双侧腰骶干神经损伤，故行前方腹直肌外侧入路联合后正中入路对骨折进行复位、神经探查术。

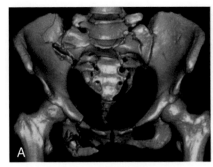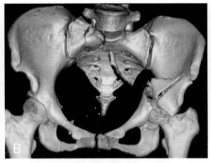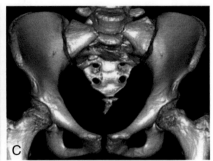

图 8-21　不同类型骶骨骨折
A. H 形骨折；B. λ 形骨折；C. U 形骨折

【病例】

患者女性，25 岁，以"高处坠落致腰骶部疼痛、双下肢及大小便功能障碍 1 小时"急诊入当地医院抢救。患者因产后抑郁症不慎从 4 楼坠落致伤盆部、左小腿后在当地医院治疗。伤后诊断：①创伤失血性休克；②骨盆骨折（骶骨骨折）；③左胫腓骨开放骨折。经抢救后患者病情稳定，行左胫骨骨折手术治疗，骶骨骨折未处理；因骶骨骨折合并双下肢神经损伤及大小便功能无改变，于伤后 3 个月来我院。入院后盆部查体：骨盆外观无明显畸形，骨盆挤压、分离试验（+），带尿管，肛门括约肌反射未能引出；双膝以下运动、感觉功能丧失。行骨盆 X 线及 CT 扫描三维重建（图 8-22）示：双侧骶 1 椎体骨折，骶骨翼完全断裂并上移，腰 5 椎体插入盆腔中，L_5/S_1、S_1/S_2 椎间盘完全离断，骶骨骨折呈＃形，S_1 椎体向前游离并掉入盆腔中；3D 打印骶骨模型显示 S_1 椎体呈游离状掉入盆腔中（图 8-23）。骨盆前环及双侧骶髂关节完整。

术前诊断：骶骨＃形陈旧性骨折合并双侧腰骶丛神经完全损伤，马尾神经损伤。

【病情特点及手术入路选择】

（一）病情特点

1. 青年女性，产后抑郁症，情绪不稳定。

2. 双侧骶 1 椎体于椎体边缘完全纵行断裂，整个骨盆上移，腰 5 椎体插入盆腔中，L_5/S_1、S_1/S_2 椎间盘完全离断，骶骨骨折呈＃形，骶 1 椎体向前游离并掉入盆腔中。

3. 骨盆后环的完整性及腰骶稳定性完全破坏，前环及双侧骶髂关节完好。

4. 双侧腰骶丛神经完全损伤 3 个月无恢复迹象，大小便失禁。

综合病史、症状及影像学表现，诊断清楚，手术指征明确，无明显手术禁忌证。

（二）手术入路选择

患者主要表现为骶骨骨折影响腰骶间稳定性及骨盆后环稳定性，并伤及腰骶丛和马尾神经。分析原因：骶骨骨折呈＃形，骶 1 椎体向前游离并掉入盆腔中，骶骨纵向力量传导轴线消失，骶骨完整性及腰骶间稳定严重破坏，患者将无法坐立和行走。双侧骶骨＃形骨折，牵引下肢无法对骶骨骨折进行复位，可从后路进行腰骶撑开复位，虽然后路撑开后使骶 1 椎体有更大的空间，但从后方很难将盆腔中骶 1 椎体进行复位，只能从前方进行复位。骨折复位的手术方式可通过后方腰髂撑开复位固定，前方腹直肌外侧入路进行骶正中显露，复位骶 1 椎体，可选择钢板固定，前后联合重建骶骨及腰骶稳定性。腰骶丛神经损伤可能是因为双侧骶骨翼骨折并上移，压迫腰骶干神经，以及骶 1 椎体骨折、S_1、S_2 神经根撕脱引起，骶骨翼骨折复位后可能会缓解。患者大小便功能障碍可能由于骶 1 椎体骨折脱位引起马尾神经撕脱，术中可通过后路骨折复位后探查骶管进行修复。综上分析，患者可取俯卧位进行腰骶撑开复位骶骨骨折并行腰髂固定，同时进行骶管探查马尾神经；平卧位通过腹直肌外侧入路显露骶前，复位向盆腔脱出的骶 1 椎体，并用微型钢板固定，视情况进行神经探查松解。

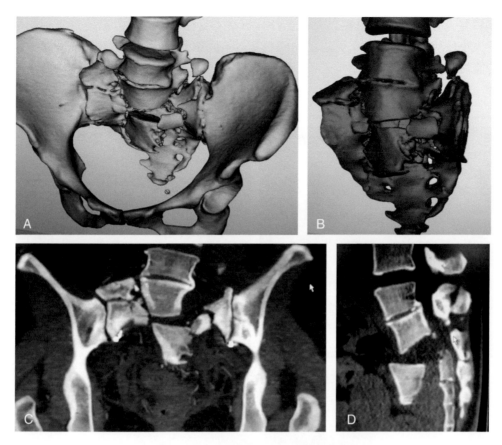

图 8-22　术前骨盆 CT 扫描三维重建

A. 全骨盆重建；B. 骶骨重建；C. 冠状位；D. 矢状位

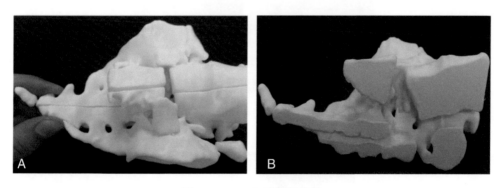

图 8-23　3D 打印骶骨模型

A. 整体；B. 剖面

【手术过程】

1. 麻醉及体位：全身麻醉后气管插管，先俯卧位行后路手术，再平卧位前路手术。

2. 后路腰骶撑开复位固定：取后正中常规切口显露，置入双侧 L_4、L_5 椎弓根螺钉及髂骨钉，打开骶管进行减压和神经探查，置入预弯的双侧腰骶固定棒，最大限度腰骶撑开并腰髂固定（图 8-24），止血、冲洗，放置引流管后关闭切口。

3. 前路复位固定 S_1 椎体：取左侧腹直肌外侧入路通过骶前窗显露骶前正中，找到游离的 S_1 椎体骨块，清理骶前血肿及软组织，将 S_1 椎体骨块复回原位，用微型塑形好的钢板将 S_1 椎体在骶前固定于 L_5 椎体（图 8-25），透视见骶 1 椎体复位后拧紧各螺钉完成固定；因患者伤后时间长，双侧骶前瘢痕增生、粘连严重，未进行神经探查。冲洗伤口、彻底止血后放置引流管。

4. 患者术后复查骨盆 X 线（图 8-26）示骶骨骨折基本复位，双侧髂骨高度恢复到原来位置。术后双下肢感觉及大小便功能渐渐恢复，无运动功能恢复；术后 3 个月开始扶双拐下床行走。术后 1 年复查时大、小便功能恢复正常，双下肢感觉正常，膝以下运动功能未恢复；复查骨盆 X 线及 CT 三维重建示骶骨骨折愈合，内固定无松动（图 8-27）。

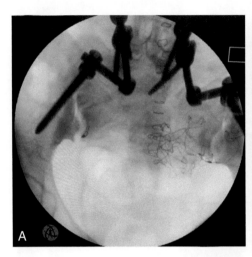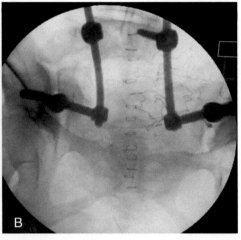

图 8-24　后路腰髂撑开复位固定术中透视
A. 入口位；B. 出口位

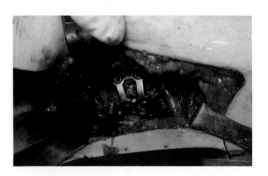

图 8-25　骶 1 椎体前方钢板固定

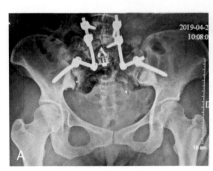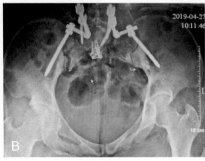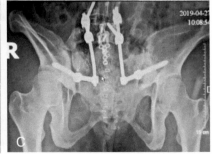

图 8-26　术后复查骨盆 X 线
A. 骨盆正位；B. 入口位；C. 出口位

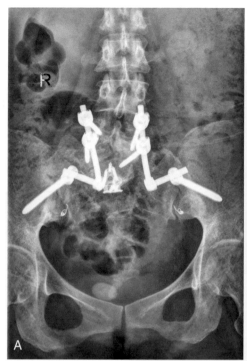
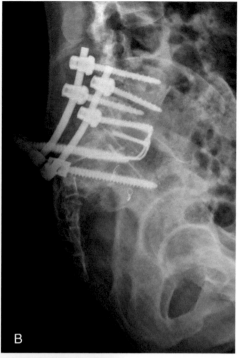
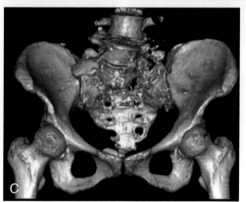

图 8-27　术后 1 年复查骨盆 X 线及 CT
A. 骨盆及腰椎正位；B. 骨盆及腰椎侧位；C. 三维重建前面

第四节　骶髂关节前脱位

　　骨盆骨折的分类方法主要有 Young-Burgess 分型、Tile 分型和 AO 分型，但这些分类方法均指骶髂关节骨折后脱位，即髂骨脱位于骶骨后方。临床上关于骶髂关节前脱位即髂骨移位于骶骨前方的报道极少，相对于骶髂关节后脱位，引起骶髂关节前脱位的暴力更大，受伤机制很可能是在直接暴力作用于骶髂关节的后方或侧后方，破坏骶髂关节稳定结构的同时髂骨移向骶骨前方，从而发生前脱位。发生骶髂关节前脱位的骨盆骨折属于旋转垂直均不稳定型骨折。由于腰骶干神经、骶丛和盆腔内的重要血管位于骶骨前方，发生骶髂关节前脱位时髂骨移位于骶骨前方，容易损伤位于骶骨前方的神经和血管，治疗的重点是骨盆后环（骶髂关节）的复位，因此选择手术入路十分重要。传统手术入路选择后方入路，通过髂骨的向外撑开达到骶髂前脱位的复位，这种方法对于新鲜骨折脱位复位相对容易，但对严重的移位、骶骨体粉碎、陈旧性骨折脱位等复位相对困难，甚至通过截骨处理后也难以达到满意的复位。

　　由于腹直肌外侧入路正下方正好对应骶髂关节，对骶髂关节周围的显露比髂窝入路方便，容易通过腹直肌外侧入路中间窗显露骶髂关节、操作方便，可同时对髂内、髂外血管、腰骶干神经进行保护。

【病例】

中年男性，车祸致右盆部疼痛、活动受限 1 周转我院。入院查体：右侧盆部皮下青紫、淤斑，压痛，骨盆挤压、分离试验（＋）；右下肢外旋畸形，较下肢短缩约 2cm，右足背感觉麻木，足趾背伸不能，跖屈肌力 3 级；骨盆 CT 扫描三维重建（图 8-28）示：右侧髂骨翼粉碎性骨折，向前波及髂前下棘，向后波及骶髂关节中部，前半部分骶髂关节完全向骶骨翼前方脱位，后方部分髂后上棘与骶骨相连，骶髂后韧带完整；双侧耻骨上下支骨折，整个髂骨翼向外旋转。于伤后 2 周病情稳定后手术。

术前诊断：骨盆骨折（Tile C 1.2 型、骶髂关节前脱位）合并腰骶干神经损伤。

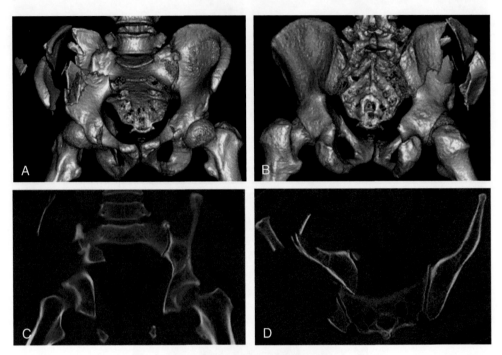

图 8-28　CT 扫描三维重建检查
A. 前面；B. 后面；C. 冠状面；D. 横断面

【病情特点及手术入路选择】

（一）病情特点

1. 髂骨粉碎性骨折，髂骨翼自髂前下棘至髂后上棘完全断裂分离，骶髂关节前半部分骨折完全脱位至骶骨翼前方。

2. 双侧耻骨上、下支骨折，整个髂骨旋转不稳。

3. 右下肢腰骶干神经完全损伤。

根据骨盆骨折 Young-Burgess 分型为 APC Ⅲ型骨折，Tile 分型为 C1.2 型。损伤机制为骨盆前后挤压伤，前后环均受到破坏，必须通过手术重建骶髂关节的完整性。

（二）手术入路选择

骶髂关节前脱位因髂骨脱位至骶骨前方，后方入路较难直接进行复位，需通过辅助间接才能复位。骶髂关节前方有较多血管、神经，后方复位不能直视，神经、血管损伤的风险极高，且损伤后止血困难。前方入路可直接显露骶髂关节，复位相对直接，可在保护血管、神经的同时进行操作，风险相对较低。陈旧性骶髂关节前脱位复位困难，陈旧性脱位复位则更难，通常需要截骨才能复位。腹直肌外侧入路对骶髂关节周围的显露有较大优势，故选择腹直肌外侧入路进行骨折复位固定。

【手术过程】

1. 麻醉及体位：全身麻醉气管插管，平卧位消毒，将患侧下肢消毒至膝以远，包扎后供术中牵引下肢用；术者站在健侧操作。

2. 取右侧腹直肌外侧入路显露：沿脐与髂前上棘连线外 1/3 点至耻骨结节外侧（腹直肌止点外侧）为皮肤切口（约 10cm），依次切开皮肤、皮下组织，并在腹外斜肌腱膜外做少许潜行分离，全层切开腹壁肌肉达腹膜外。

3. 骨折显露：在腹膜外通过腹直肌外侧入路中间窗进行显露，沿真骨盆缘向内上方显露髂骨的骶髂关节面，由骨膜下向周围分离；通过腹直肌外侧入路外侧窗沿内侧髂缘切断髂肌止点并向内分离，显露髂骨骨折线；通过腹直肌外侧入路内侧窗显露耻骨支骨折处。

4. 骨折复位与固定：沿骶髂关节髂骨耳状面向内侧显露骶骨耳状面，找到髂外、髂内血管并加以保护，仔细分离软组织见腰骶干神经明显受压变细，进行松解后连同髂内血管一起牵拉向内侧，再沿骶骨骨膜下向外剥离至骶髂关节，用骨膜剥离子伸入关节间隙，通过撬拨、结合下肢牵引，直视下复位骶髂关节前脱位，脱位复位后再通过骨膜剥离子在关节间隙反复撬动松解，解剖复位后分别于真骨盆缘内侧放置一重建钢板固定骶髂关节前方，偏前侧放置一重建板固定至髂后上棘；通过外侧窗复位髂骨翼，重建钢板固定；髂前下棘骨块用空心螺钉固定；前环用重建钢板 INFIX 架固定。术中透视见骨折复位满意，内固定位置好。活动右下肢见骨折块稳定，冲洗伤口后彻底止血，检查无活动性出血后，放置引流管，缝合伤口。

5. 术后病情稳定，伤口愈合好，无发热及其他不适，第 2 天拔除腹部引流管，开始进流质饮食；复查骨盆 X 线（图 8-29）及 CT 扫描（图 8-30）示：骶髂关节前脱位及髂骨骨折均复位，钢板、螺钉位置良好，无并发症。术后 3 个月复查骨盆 X 线（图 8-31）示：内固定位置良好，骨折线模糊。

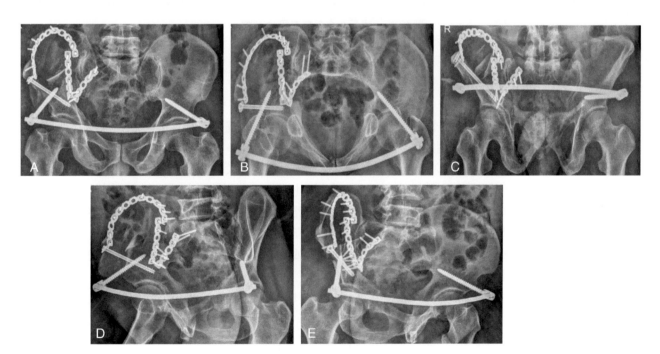

图 8-29　复查骨盆 X 线

A. 骨盆正位；B. 入口位；C. 出口位；D. 髂骨斜位；E. 闭孔斜位

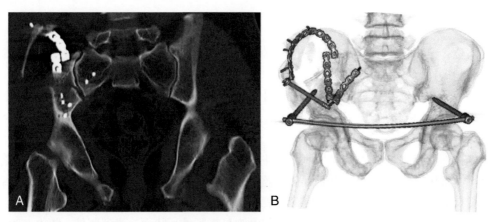

图 8-30 术后复查 CT 扫描
A. CT 冠状位；B. CT 透明像

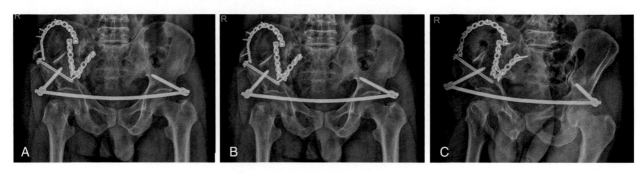

图 8-31 术后 3 个月复查骨盆 X 线
A. 骨盆正位；B. 闭孔斜位；C. 髂骨斜位

【经验与体会】

骶髂关节前脱位是一种罕见的骨折脱位类型，自 2009 年张英泽院士首次详细描述其特征后才有少量文献。骶髂关节前脱位是一种严重损伤，骶髂关节周围韧带（骶髂前、骶髂后、骶髂间、骶棘、骶结节韧带）全部破坏，后环极不稳定，必须尽早进行复位固定，一旦形成假关节将影响行走功能。

由于骶髂关节特殊的解剖位置和不规则解剖形态，发生脱位后复位较困难，前脱位复位更难。骶髂关节前脱位闭合复位的成功率较低，常需开放复位，后方入路因不能显露骶髂关节前面而复位困难，因此一般选择前方入路。通过腹直肌外侧入路显露骶髂关节，对骶内外血管及腰骶干神经加以保护，沿骶骨侧找到关节面，伸入骨膜剥离器进行撬拨复位，如果复位困难或陈旧性脱位可考虑髂骨侧截骨，复位关节脱位后再植回截断的带关节面髂骨。

骶髂关节是一不规则耳状面关节，正常状态下是处于咬合状，单纯骶髂关节脱位解剖复位后相对稳定，简单的固定就能达到固定效果，可选择骶髂螺钉或骶前钢板。如果复位不良，或陈旧性脱位则要进行坚强固定，否则有再脱位风险，骶髂螺钉相对微创稳定，骶前钢板最好是双钢板成角度固定。钢板固定的好处是可以通过钢板进行再复位，达到解剖复位效果，一块放置真骨盆环内侧，纠正并对抗垂直移位，另一块放置骶髂关节上方，纠正并对抗前后移位。由于骶髂关节是微动关节，完全固定对于妊娠中后期的患者会有影响，且取出骶髂钢板时比较困难，建议选择骶髂螺钉固定。

第 9 章　骨盆合并髋臼骨折

第一节　骨盆合并髋臼骨折的治疗原则

骨盆合并髋的骨折多为高能量损伤，通常合并失血性休克、Morel-Lavallee 损伤及盆腹腔脏器损伤，伤情严重，治疗较为棘手。Tile 将骨盆骨折合并髋臼骨折归为骨盆骨折的 C3.3 型，并进一步建议按照骨盆骨折与髋臼骨折的相对位置划分为髋臼合并同侧骨盆环损伤和髋臼合并对侧骨盆环损伤两个亚型。

一、手术时机

骨盆骨折合并髋臼骨折是严重创伤的标志，对于复杂类型的骨折，抢救生命为首要任务，临时骨盆外固定架有助于增加骨盆环稳定性，为后期手术创造条件。急救后应尽早手术，避免形成陈旧性骨盆骨折或陈旧性髋臼骨折。

二、治疗原则

骨盆骨折与髋臼骨折的手术治疗原则及侧重点不同，骨盆骨折的治疗强调恢复骨盆的大体形态、下肢力线与长度，而髋臼骨折的治疗强调恢复关节负重活动功能。骨盆骨折合并髋臼骨折是多部位骨折，损伤类型复杂，无统一操作流程，须采取个性化治疗原则。骨盆合并髋臼骨折的手术治疗原则一般遵循先处理骨盆后环骨折（骨盆后环是髋臼的基石），再复位髋臼，最后处理骨盆前环；骨盆后环骨折复位并固定后能为髋臼骨折的复位提供可靠的支撑和参照，骨盆后环骨折尽量闭合复位、微创固定，有利于患者的早期康复，髋臼骨折通常先复位前柱，在条件允许下前柱的复位与骨盆骨折的复位同步进行，前柱复位固定后，后柱及后壁骨折的复位与固定则容易进行。

三、手术入路

单一入路、单一体位完成骨盆合并髋臼骨折是最为理想的，必要时采取联合入路，尽可能选择创伤小、固定可靠的内固定方式，提高手术的整体疗效。

四、固定方式

骨盆与髋臼骨折固定方式的选择主要取决于患者的骨折类型，同时也要考虑患者的年龄、全身状况及手术的复杂程度等因素。髋臼骨折通常为重建钛板、螺钉内固定，以解剖复位、牢固固定为原则。骨盆骨折由于骨折部位不同可采取多种固定方式，耻骨联合及耻骨支骨折有重建钛板及螺钉固定，骨盆后环骨折有骶髂前钢板固定、后路 M 形板固定、腰髂固定、骶髂螺钉固定等，选择以操作简单、固定可靠为原则。

本节将介绍腹直肌外侧入路结合通道螺钉技术在骨盆骨折合并髋臼骨折中的应用，供临床参考。

第二节　新鲜骨盆合并髋臼骨折

【病例】

　　中年女性，因车祸伤致左盆部疼痛、髋关节活动受限 1 小时急诊入院。入院查体示：左髋部皮肤多处淤青，左髋关节呈外旋外展畸形，左腹股沟区、髂前上棘处压痛，髋关节因疼痛活动完全受限，骨盆分离、挤压试验（+），左下肢感觉、血供正常。骨盆 X 线（图 9-1）及 CT 三维重建（图 9-2）示左侧髋臼粉碎性骨折，左侧骶髂关节分离、右侧耻骨上下支骨折。

　　术前诊断：①左髋臼骨折（Judet-Letournel 分型：双柱骨折；三柱分型：C3 型）；②骨盆骨折（Tile C1.2）。

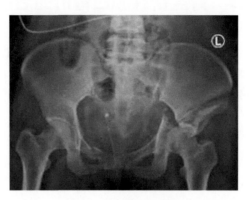

图 9-1　术前骨盆 X 线

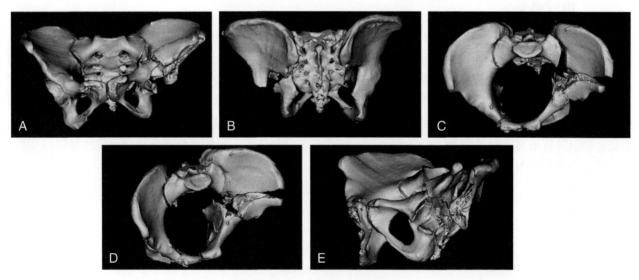

图 9-2　术前骨盆 CT 三维重建
A. 正面；B. 后面；C. 入口位；D. 内侧面；E. 外侧面

【病情特点及手术方式选择】

（一）病情特点

1. 左侧髋臼双柱骨折，髂前上棘（顶柱）骨折移位，整体向盆内移位形成交锁。

2. 髋臼整体中心性脱位，"马刺征"明显。

3. 对侧耻骨上下支骨折，移位不明显。

4. 左骶髂关节脱位明显，无神经症状。诊断明确，手术指征明确。

（二）手术入路选择

骨盆骨折合并髋臼骨折暴力损伤大，尽量采取微创的方式进行复位与固定，患者左侧髋臼骨折合并同侧骶髂关节脱位，无下肢神经损伤症状，可考虑经皮骶髂螺钉固定，也可考虑在开放复位髋臼骨折的同时，直视下对骶髂关节进行复位，固定方式可选择骶髂螺钉或骶髂钢板，因患者为女性有生育需求，骶髂螺钉取出比骶髂前钢板方便，建议选择骶髂螺钉固定骶髂关节分离。本例髋臼双柱骨折波及髋臼顶柱，且骨块整体向前内形成交锁状；髋臼中心脱位明显，后柱连同方形区明显向盆内移位，手术入路可选择单一前方入路，避免选择手术创伤大的前后联合入路。腹直肌外侧入路中间窗即可直视下显露髋臼顶、方形区及骶髂关节，可直视下对前柱、方形区及后柱进行复位与固定，必要时可经中间窗显露骶髂关节，直视下复位并打入骶髂螺钉；外侧窗可显露髂前上、下棘，对顶柱的移位也能直视下复位，选择钢板或空心螺钉固定顶柱均较方便。

【手术过程】

1. 麻醉及体位　全身麻醉气管插管，平卧位消毒腹盆部、患侧髋部，左下肢消毒包扎，供术中牵引用，铺单并用手术膜封闭手术区。

2. 取左侧腹直肌外侧入路显露　沿脐与髂前上棘连线外 1/3 点至耻骨结节外侧（腹直肌止点外侧）为皮肤切口（图 9-3），依次切开皮肤、皮下组织，并在腹外斜肌腱膜外做少许潜行分离，全层切开腹壁肌肉达腹膜外。内侧窗显露髋臼前壁、前柱；中间窗显露方形区、后柱、骶髂关节等；外侧窗显露髂前上、下棘。

3. 骨折复位与固定　先直视下复位左侧骶髂关节脱位，经皮置入 S_1 骶髂螺钉导针，导针经过骶髂关节时将骶髂关节分离，见导针通过骶髂关节位置理想后再复位骶髂关节，继续进针，置入相应长度的骶髂螺钉，完成骶髂关节脱位的复位与固定。再复位左髂前上棘骨块，通过骨膜剥离器撬拨、结合下肢牵引等进行顶柱解剖复位，直视下复位后放置重建钢板进行固定顶柱骨块；复位前柱、后柱及方形区，用骨膜剥离器推压复位后柱后，自中间窗向内侧窗放入髋臼一体化翼形解剖钢板，钢板前方与耻骨支相贴合，复位钳钳夹临时固定，钢板放置于骶髂关节前下方，钢板的后柱边缘贴髋臼后柱内侧缘，顶棒顶压，使钢板与骨面贴紧后于钢板耻骨支和后方髂骨各置入 1 枚螺钉，再用骨盆复位钳钳夹钢板和髂骨外板，使钢板与髋臼表面更加贴紧，加压过程中可见髋臼周围骨折块借钢板的解剖形状进一步复位，钢板各翼与骨面均紧密贴合，拧入螺钉固定后检查骨折复位满意，钢板与骨面贴服。透视见髋臼轮廓恢复正常、钢板螺钉位置满意、骶髂螺钉位置好（图 9-4），冲洗伤口后缝合。

4. 术后病情稳定　复查骨盆 X 线（图 9-5）及 CT（图 9-6）示：骨折脱位复位满意，内固定位置良好，无并发症。

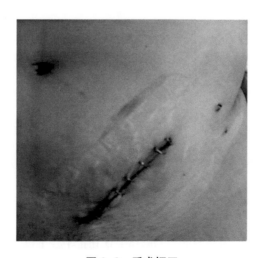

图 9-3　手术切口

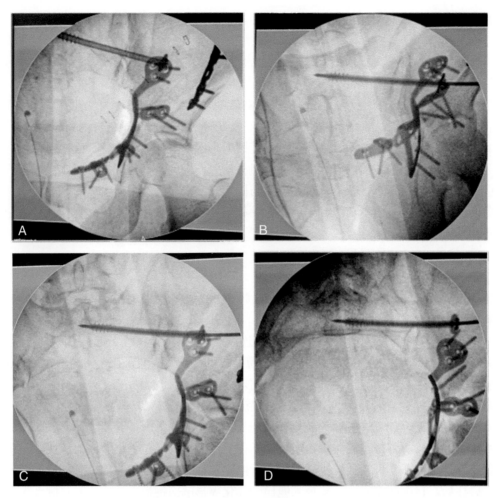

图9-4 术中透视
A.髋关节正位；B.骨盆出口位；C.骨盆正位；D.骨盆入口位

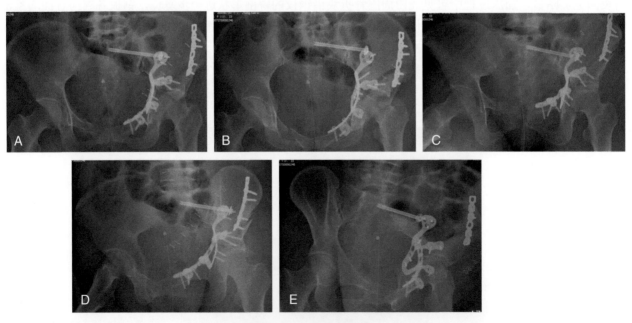

图9-5 术后复查X线
A.正位；B.入口位；C.出口位；D.闭孔斜位；E髂骨斜位

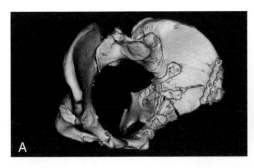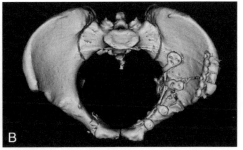

图 9-6　术后复查 CT

A. 内侧面；B. 入口位

第三节　陈旧性骨盆合并髋臼骨折

【病例】

患者女性，19 岁，以"高处坠落致伤盆部、右下肢后疼痛、功能障碍 50 天"转入我院。受伤时诊断：①骨盆骨折（Tile C3.3 型）合并右侧骶丛神经损伤；②右髋臼骨折（Judet 横形伴后壁骨折）；③尾椎开放骨折脱位；④大小便失禁；⑤右股骨转子下粉碎骨折；⑥双跟骨开放性粉碎性骨折。急诊入院后因血压不稳，急诊行剖腹探查术，术中未发现腹腔脏器破裂。经抢救病情稳定后行右股骨转子下骨折切开复位内固定术；患者因病情严重，骨盆、髋臼骨折及神经损伤、大小便失禁等未予处理，于伤后第 50 天转入我院。入科查体：腹部正中剖腹探查切口，愈合不良（图 9-7）；骨盆环双侧不对称，骨盆挤压、分离试验（+）；肛门括约肌松弛，小便带尿不湿；双侧髋关节活动受限；右足趾背伸肌力 0 级，跖屈肌力 1 级，感觉为痛觉过敏；复查骨盆 X 线（图 9-8）及 CT 扫描三维重建（图 9-9）示：左侧骶髂关节脱位伴骶骨侧关节耳状面骨折；右骶骨自 S_1 椎体边缘向下纵行骨折并明显后、上移位，整个髂骨上移；右侧髋臼前后柱断裂并伴后壁骨折，左髋臼前柱断裂；骶 5 椎体骨折并向盆腔移位，双侧髋臼骨折见有明显骨痂形成。

术前诊断：①陈旧性骨盆骨折（Tile C3.3 型）合并右侧骶丛神经损伤；②双髋臼陈旧性骨折（Judet-Letournel 分型：左前柱骨折，右横形伴后壁骨折）；③尾椎开放骨折脱位；④双跟骨粉碎骨折；⑤右股骨转子下粉碎骨折术后。

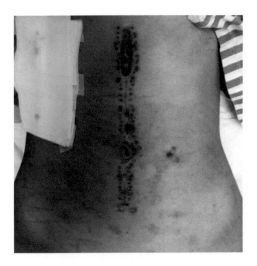

图 9-7　腹部正中剖腹探查切口

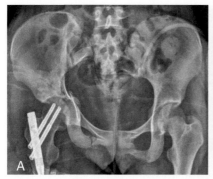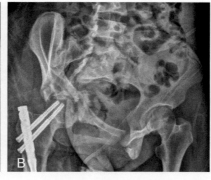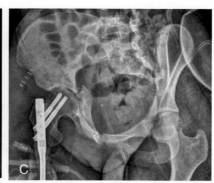

图 9-8　复查骨盆 X 线片

A. 正位；B. 右闭孔斜位；C. 右髂骨斜位

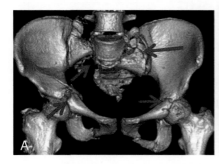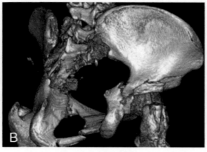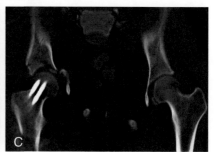

图 9-9　复查骨盆 CT

A. 正位；B. 后侧面；C. 冠状位

【病情特点及手术方式选择】

（一）病情特点

1. 青年女性，伤后 50 天，多发伤，创伤严重，骨盆、髋臼骨折呈现畸形愈合趋势。

2. 右侧骶骨翼完全骨折后上脱位，移位明显，骨折复位困难，右侧腰骶丛神经损伤无恢复迹象。

3. 右侧髋臼陈旧性横形伴后壁骨折，骨痂生长明显，明显移位，需手术矫正。

4. 骶尾椎骨折脱位合并感染，大小便失禁。

5. 左侧骶髂关节脱位，移位不明显。

6. 分析病情：右侧下肢神经损伤症状与骶骨骨折移位有关，需手术探查松解；大小便失禁可能与骶尾椎骨折合并感染有关，患者骶管并无占位损伤，根据骨折类型及影像学分析：马尾神经损伤可能性不大，通过清创可以控制感染。

（二）手术入路选择

右侧腰骶干神经损伤需前路探查、右侧骶骨骨折需右侧开放手术进行骨折端松解或开放截骨术、右侧髋臼骨折必须开放复位固定，结合骨盆合并髋臼骨折的治疗原则，拟订手术计划：①取右侧腹直肌外侧入路显露右侧半骨盆环；②先行探查右侧腰骶干、骶 1 神经根，减压松解；③后骶骨骨折松解、骶前钢板或骶髂螺钉固定；④再行右髋臼陈旧性骨折髋臼周围松解，截骨；⑤髋臼骨折复位钢板固定；⑥备 Starr 架，复位困难时辅助牵引复位；⑦骶尾部清创、必要时行局部皮瓣转移，观察控制感染后大小便功能是否有改善。

【手术过程】

手术在全身麻醉、平卧位下实施，手术方式基本按术前规划进行。经右侧腹直肌外侧入路进行骨折显露、复位、固定。术中探查见右侧腰骶干近端严重挤压牵拉变细呈扁平，远端肿胀变粗，予以松解减压；右侧骶前骨及软组织松解后结合下肢牵引，试图靠骶髂前钢板及下肢牵引达到复位效果，结果复位不理想（图

9-10）；于是拆除钢板，安装 Starr 架辅助复位，但骶骨翼的前后移位仍不能复位；将一根 Schatzker 钉置入骶骨翼，通过复位架上提骶骨翼骨块，下压骶骨体，复位基本满意（图 9-11），直视下置入 S_1 骶髂螺钉导针；透视导针位置在位后，置入相应长度直径 7.3mm 空心钉，考虑陈旧性骨折再移位张力大，同时行骶髂前钢板固定（图 9-12）。再通过同一入路对髋臼周围骨痂进行清理，将已畸形愈合的耻骨支沿原骨折部位进行截断，复位后放置髋臼一体化翼形解剖接骨板固定，透视见骨盆、髋臼均复位满意，内固定钢板螺钉位置好（图 9-13）。冲洗伤口后彻底止血，放置引流管后闭合伤口。手术顺利，手术时间 220 分钟，术中出血 1400ml。

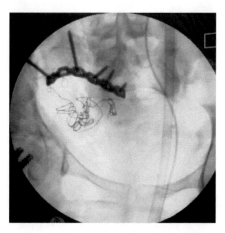

图 9-10　骶髂前方钢板复位不理想

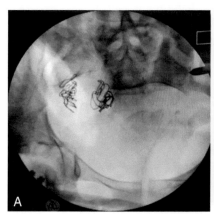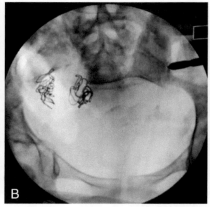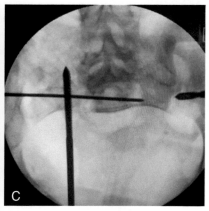

图 9-11　术中 Starr 架辅助复位

A. 复位前骶骨后移位明显；B.Starr 架辅助复位仍不理想；C. 骶骨翼置入复位针后复位满意，置入 S_1 骶髂螺钉导针

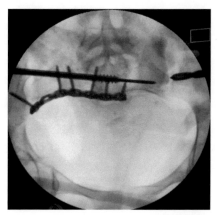

图 9-12　骶髂前钢板固定 + 骶髂螺钉固定

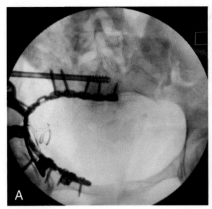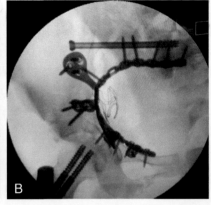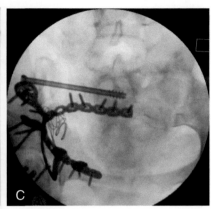

图 9-13　内固定钢板螺钉

A. 入口位；B. 正位；C. 出口位

　　患者术后恢复良好，伤口愈合好，无围术期并发症。术后复查骨盆 X 线（图 9-14）及 CT 扫描三维重建（图 9-15）示：骨盆环、右侧髋臼基本复位，内固定钢板、螺钉位置好。术后次日感觉右下肢较术前轻松，感觉部分恢复。术后 2 周大小便功能部分恢复，足趾活动未改善，术后 2 周伤口拆线，骶尾部创面经多次清创愈合后出院。患者术后 3 个月开始扶拐下床行走，术后 6 个月返院复查时大小便功能恢复正常，右足趾活动明显改善，背伸肌力四级，因患者双足多发骨折，行走有跛行；行骨盆 X 线及 CT 扫描三维重建（图 9-16）见骨折复位维持良好，骨盆髋臼骨折均愈合，无骨折复位丢失及内固定松动发生。术后 1 年复查骨盆正位片示骨盆髋臼骨折均已愈合（图 9-17），无创伤性髋关节炎及股骨头坏死征象，行走及下蹲均恢复正常。

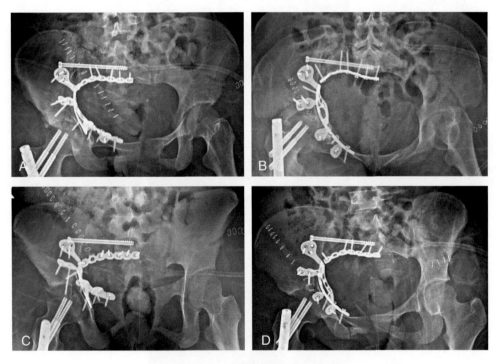

图 9-14　术后复查骨盆 X 线

A. 正位；B. 入口位；C. 出口位；D. 髂骨斜位

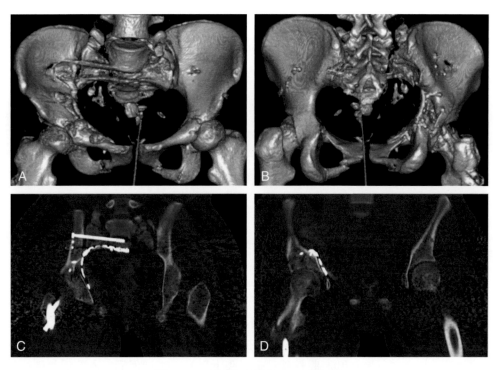

图 9-15　术后复查骨盆 CT 三维重建
A. 正面；B. 后面；C、D. 冠状位

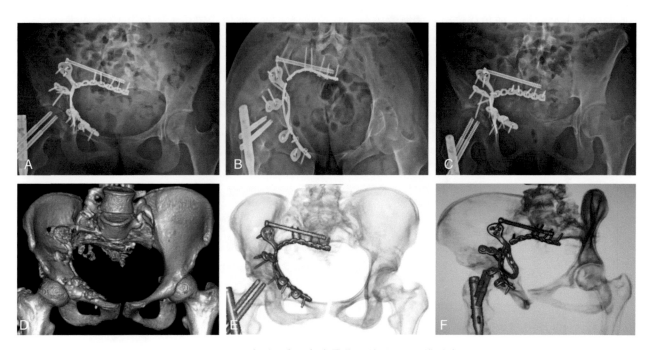

图 9-16　术后 6 个月复查骨盆 X 线及 CT 三维重建
A.X 线正位；B.X 线入口位；C.X 线出口位；D. 三维重建正面；E. 三维重建透明像正面；F. 三维重建髂骨斜位透明像

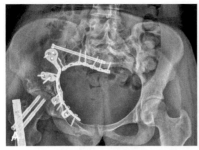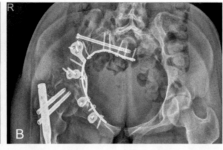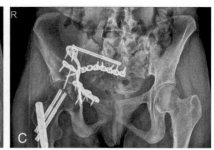

图 9-17　术后 1 年复查骨盆 X 线
A. 骨盆正位；B. 入口位；C. 出口位

第四节　骨盆骨折合并同侧髋臼、股骨颈骨折

【病例】

患者男性，34 岁，以"高处坠落致伤腹盆部疼痛、功能障碍 2 小时"急诊入院。受伤时诊断：①骨盆骨折（Tile　C3.3 型）；②左髋臼骨折（Judet T 形骨折），左侧骶髂关节脱位；③骶骨 H 形骨折；④失血性休克；⑤多发肋骨骨折合并气胸；⑥左股骨颈骨折（头下型）；⑦抑郁症。入院后急诊行骨盆外固定架固定，骨盆 X 线（图 9-18）及 CT 扫描三维重建（图 9-19）示：左侧骶髂关节脱位伴骶骨耳状面骨折脱位；右侧骶骨骨折移位，骶 2 椎体横形骨折并前后移位；左侧髋臼前、后柱及闭孔环断裂，中心性移位明显；左股骨颈头下型骨折，成角移位；右侧骶髂关节、耻骨联合完好。病情稳定后于伤后第 12 天手术。

术前诊断：①骨盆骨折（Tile C3.3 型）；②左髋臼骨折（Judet T 形骨折）；③骶骨 H 形骨折；④骶 2 椎体横形骨折；⑤多发肋骨骨折合并气胸；⑥左股骨颈骨折（头下型）；⑦抑郁症。

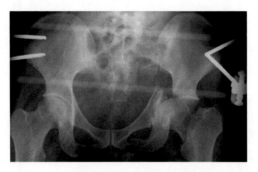

图 9-18　外固定架固定后骨盆正位 X 线片

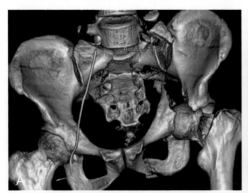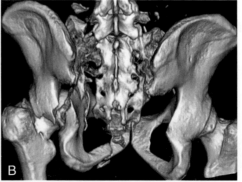

图 9-19　伤后骨盆 CT 三维重建片
A. 正面观；B. 后面观

【病情特点及手术方式选择】

（一）病情特点

1. 青年男性，从 4 楼跳下，多发伤，创伤严重。

2. 骨盆、髋臼骨折复杂：骶骨 H 形骨折，在骶 2 椎体下缘横断，前后移位，但未完全阻断骶管，无大小便功能障碍；右侧骶骨翼完全骨折并向椎体前轻微移位，右侧骶髂关节完整，无下肢神经损伤症状；左侧骶髂关节脱位，骶骨翼骨折向前移位，呈"漂浮骶骨翼"，可能有腰骶干神经牵拉伤，暂无神经症状。

3. 左侧股骨颈骨折，头下型，分离成角移位，骨折端可能有关节囊等软组织嵌入。

4. 全身多发伤，伤情重，处于恢复期，但患者因抑郁症跳楼，配合治疗差。

（二）手术入路选择

分析病情：①患者虽然有双侧骶骨翼骨折移位，但后侧未累及 L_5/S_1 小关节突关节，腰椎骨盆并未分离，腰骶稳定性存在。②右侧骶骨翼骨折移位不大，无合并神经损伤症状，可行闭合复位微创固定。③左侧骶髂关节周围损伤为"漂浮骶骨翼"，骨折复位较困难，后路及闭合复位均难对游离状态下的骶骨翼进行复位和固定，需前方直接开放复位固定，以避免骶骨翼骨折更大移位造成神经牵拉伤。④左侧髋臼骨折为 T 形骨折，手术复位常需前后联合入路。伤后第 12 天，左下肢骨牵引，由于有股骨颈骨折，牵引力量不能传递至髋臼，术中可能面临复位困难。⑤右侧股骨颈头下型骨折移位明显，复位不良则股骨头坏死的概率增加，闭合复位可能达到满意效果，但闭合复位需要牵引床，术中增加换床、消毒的时间。股骨颈骨折移位明显，极可能因断端软组织嵌入而闭合复位失败，需切开复位。

结合患者全身情况，按照损伤控制理论应尽量缩短手术、麻醉时间，减少手术创伤，本次手术只完成骨盆、髋臼及股骨颈骨折的复位固定术，并按照先股骨颈、再骨盆后髋臼的治疗原则，拟订手术计划：①皮肤切口取左侧腹直肌外侧入路外移切口，向下延伸直接前方入路（DAA）切口，先切开复位左股骨颈骨折，空心钉固定；②通过左侧腹直肌外侧入路中间窗显露左侧骶髂关节，复位漂浮骶骨翼、骶髂关节脱位，骶髂螺钉微创固定；③通过右下肢牵引复位右侧骶骨翼骨折，争取通过左侧骶髂贯穿螺钉导针固定右侧骶骨翼骨折；④通过左侧腹直肌外侧入口的中间窗、内侧窗联动，完成左侧髋臼 T 形骨折的复位固定。

（三）手术实施

手术在全身麻醉、平卧位下进行，严格按术前手术预案进行。

1. 经左侧腹直肌外侧入路外移切口，向下延伸直接前方入路切口（图 9-20），深层显露复位股骨颈骨折，3 枚空心钉固定。

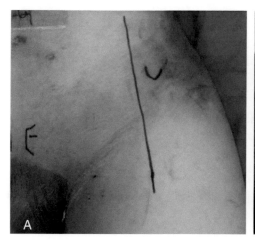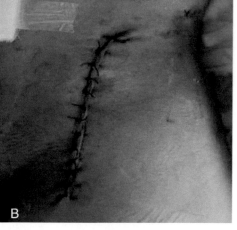

图 9-20　手术切口

A. 术前切口示意图；B. 术后切口

2. 通过左侧腹直肌外侧入路中间窗显露左侧骶髂关节，显露左侧腰骶干神经后将漂浮骶骨翼复位到骶髂关节处，克氏针临时固定在髂骨上，通过下肢牵引等手段，复位左侧骶骨骨折及骶髂关节脱位，透视下置入 S_1 骶髂贯穿螺钉导针至中线；再通过右下肢牵引，复位右侧骶骨翼骨折，将导针透过右侧骶髂关节（图9-21），置入相应长度的螺钉（160mm×7.3mm）。

3. 通过左侧腹直肌外侧入路的中间窗、内侧窗联动，完成左侧髋臼T形骨折的复位，选择髋臼一体化翼形解剖钢板固定，透视见髋臼轮廓、髂耻线、髂坐线，髋臼前后缘线均恢复正常（图9-22）。

4. 冲洗伤口后彻底止血，检查无活动性出血后放置引流管闭合伤口。手术顺利，手术时间180分钟，术中出血1100ml。

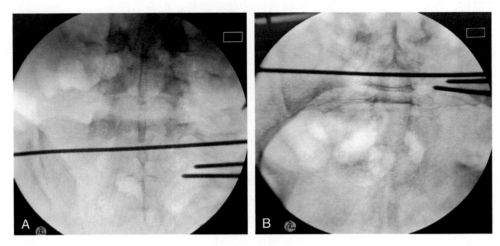

图9-21　透视下 S_1 骶髂贯穿螺钉导针
A. 出口位；B. 入口位

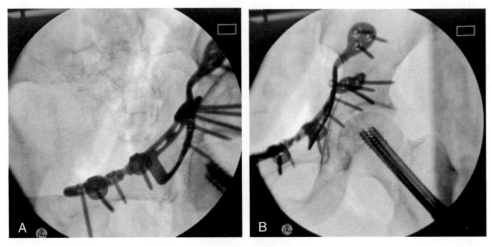

图9-22　髋臼一体化翼形解剖钢板固定
A. 闭孔斜位；B. 正位

5. 患者术后恢复良好，伤口愈合好，无围术期并发症。术后复查骨盆X线（图9-23）及CT扫描三维重建（图9-24）示：双侧骶骨翼、左侧骶髂关节、左侧髋臼及股骨颈基本解剖复位，内固定钢板、螺钉位置好。无双下肢神经症状及大小便功能异常。术后4个月复查，患者行走步态基本正常，无不适主诉，骨盆X线（图9-25）示髋臼骨盆骨折均愈合，无骨折复位缺失及内固定松动。

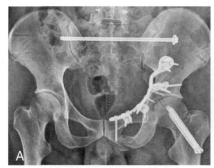
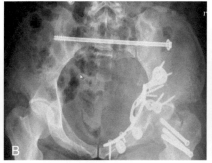
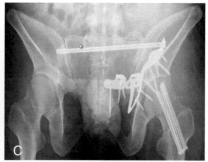

图 9-23　术后复查骨盆 X 线
A. 正位；B. 入口位；C. 出口位

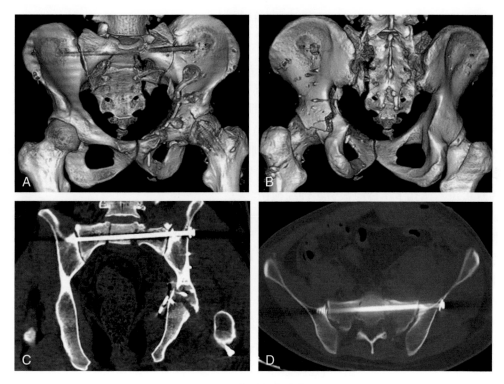

图 9-24　术后复查骨盆 CT
A. 正面；B. 后面；C. 冠状位；D. 横断面

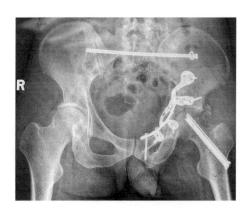

图 9-25　术后 4 个月复查骨盆 X 线

第10章　骨盆骨折合并腰骶丛神经损伤

骨盆骨折占全身骨折的 2%～6%，骨盆骨折合并腰骶丛神经损伤与骨折类型有关，发生率占骨盆骨折的 12%～26%，而骶骨骨折合并神经损伤达 22%～60%，移位明显的骶髂关节周围骨折并发腰骶丛神经损伤的比率高达 50%。腰骶干神经由小股 L_4 前支与 L_5 前支组成，在骶髂关节内侧紧贴骶骨翼越过骨盆缘加入 S_1、S_2 后组成骶丛，经坐骨大孔形成坐骨神经；腰骶干神经在骶髂关节前紧贴骨面，神经张力较高，牵拉容易引起损伤（35%）；当骶髂关节周围骨折脱位明显时常合并腰骶干神经损伤，尤其在真骨盆入口处，腰骶干神经紧贴骶骨翼转向后易导致神经卡压（50%）。

腰骶丛牵拉伤大多由骶髂关节周围骨折移位、神经走行改变引起；在骨盆挤压伤骶骨 Denis Ⅰ 型骨折中，由于骶骨耳状面挤压后骨折块向前方突出，容易引起腰骶干神经的牵拉伤。骶骨 Denis Ⅱ 型骨折骶孔粉碎时，碎片可进入骶孔卡压神经根引起神经损伤。

有学者认为骨盆骨折合并神经损伤能自行恢复，不需手术干预；但是否行手术应视骨折发生机制、神经损伤类型和程度来定。明显的神经卡压、牵拉伤，早期手术有利于神经功能的恢复。压迫来自前方的牵拉或卡压伤经前方减压松解后神经功能恢复较好，而对于骶孔内的根性撕脱伤由后方骶管内减压更直接，如果损伤严重则减压效果较差。

腹直肌外侧入路的中间窗、骶前窗能较好地显露骶前结构，直视下对来自骶前压迫的骨块进行复位或取出，达到神经减压的目的，单纯的骨折端卡压可方便地进行神经减压松解。新鲜骨盆骨折合并神经损伤早期减压相对容易，大多数患者都能获得满意的效果，但陈旧性骨折合并神经损伤骨折复位较为困难，同时由于神经损伤时间较长，有神经变性的可能。腹直肌外侧入路对骶前显露充分，可通过骶髂关节周围截骨对于陈旧性骨盆骨折合并神经损伤进行骨折复位、神经减压，达到手术疗效。本章介绍几例骨盆骨折合并神经损伤病例，通过对受伤机制、临床表现、影像学表现的分析，判断神经损伤的部位、损伤性质等，对神经损伤进行定性和定位诊断，采用不同的治疗方案，供临床医师提供参考。

第一节　骶骨骨折块移位导致神经卡压的松解

【病例】

患者男性，58 岁，以 "车祸伤致盆骶部疼痛、右下肢功能障碍" 急诊入当地医院。入院诊断为：骨盆骨折（Tile C1.3 型）合并右下肢神经损伤、右胫骨开放骨折；予以对症治疗，病情稳定后行右小腿开放骨折复位固定术，术后出现感染；因小腿感染、右侧腰骶疼痛、右下肢神经症状无缓解，于伤后第 14 天转入我院。入院后查体：骨盆挤压分离试验（+），右下肢短缩 2cm，右小腿外侧、足背感觉麻木，踝及足趾背伸不能；行骨盆正位 X 线片（图 10-1）及 CT 三维重建（图 10-2）示：右骶骨 Denis Ⅱ 区骨折，骶骨翼向上、向内翻转，右骶骨骨折向外分离移位，右耻骨上、下支骨折，左骨盆新月形（Day Ⅰ 型）骨折，无移位。右小腿开放骨折感染基本控制后于伤后第 18 天手术。

诊断：①骨盆骨折（TileC1.3 型）合并右侧腰骶丛神经损伤；②左骨盆新月形（Day Ⅰ 型）骨折；③右胫骨开放骨折术后合并感染。

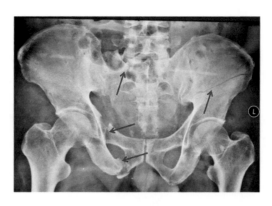

图 10-1　术前骨盆正位 X 线片

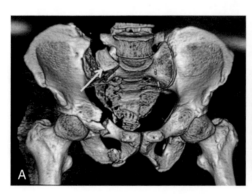 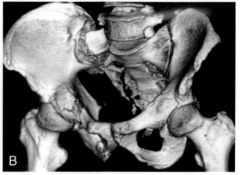

图 10-2　术前骨盆 CT 三维重建
A. 正面；B. 内侧面

【病情特点与手术方式选择】

（一）病情特点

1. 中老年男性，无心脑肺疾病。

2. 右骶骨 Denis Ⅱ 区骨折，骶骨翼向上、向内翻转，右骶骨骨折向外分离移位，右耻骨上、下支骨折，左骨盆新月形（Day Ⅰ 型）骨折，无移位。

3. 右下肢腓总神经损伤表现 2 周无恢复迹象。

4. 右胫骨开放骨折术后合并感染已控制。

诊断明确，手术复位固定骨盆，探查减压腰骶干神经损伤，为神经功能恢复创造条件。

（二）手术入路选择

术前分析：①右侧腓总神经损伤原因：定位诊断为 L_5 神经根损伤表现，患者无骶管压迫，骶骨骨折骨块明显向上移位可能造成神经牵拉伤，需要行骨折块复位、神经探查松解手术；②右侧半骨盆环不稳定，骶骨骨折固定方法有：腰髂固定（三角固定）、闭合骶髂螺钉固定、前路钢板固定 3 种方式，其中闭合骶髂螺钉固定最微创；③前环固定方式：因需行右侧骶前神经探查，一个手术切口可同时完成耻骨支骨折固定，可选择钢板固定；④左侧骨盆新月形骨折无移位，可闭合行 LC-2 螺钉固定。手术方式可选择右侧腹直肌外侧入路探查松解右侧腰骶干神经、并复位右侧骶骨翼骨折螺钉固定，后环骶髂螺钉固定，前环同一切口完成复位重建钢板固定，左侧髂骨骨折选择 LC-2 螺钉固定。

【手术过程】

手术在全身麻醉、平卧位下进行，术中保持控制性降压和充分肌肉松弛。取右侧腹直肌外侧入路显露，通过中间窗显露骶髂关节周围，沿骶骨耳状面骨膜下分离显露骶骨翼骨折块，见骨折块明显向上移位、向外翻转，将腰骶干神经紧紧卡压其表面，再通过腹直肌外侧入口的骶前窗（髂血管与骶前正中组织间隙）显露骶前正中及骶岬，沿骶1椎体向外显露骶骨翼骨块（图10-3），下压骨块复位后用1枚小螺钉固定（图10-4）。通过辅助下肢牵引将骶骨、耻骨支骨折复位，将已塑形的7孔重建钢板固定耻骨支，置入骶髂螺钉导针（患者腰椎骶化，直视下置入2枚骶1骶髂螺钉导针），透视见骨盆环复位满意、骶髂螺钉导针位置好，置入骶髂螺钉（图10-5）。透视下置入左侧LC-2螺钉导针，透视见导针位置满意，置入LC-2螺钉（图10-6）。冲洗伤口，检查无活动性出血，放置引流管后关闭术口。手术时间110分钟，术中出血600ml。术后病情稳定，无发热及围术期并发症。复查骨盆X线（图10-7）显示骨盆环结构恢复正常。术后CT检查示骨盆骨折解剖复位，内固定钢板、通道螺钉位置理想（图10-8）。

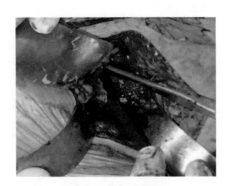

图 10-3　显露骶骨翼骨块

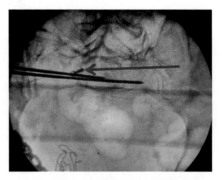

图 10-4　螺钉固定骶骨翼骨折块

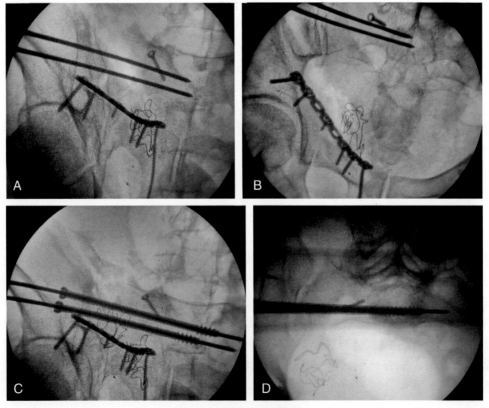

图 10-5　术中透视骨盆环

A～D. 骶髂螺钉置入过程

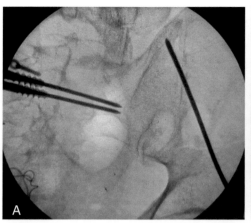
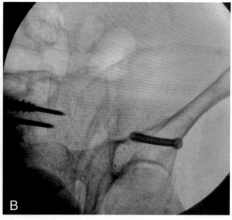

图 10-6　**术中透视导针位置**
A. 左侧 LC-2 螺钉导针位置；B. 左侧 LC-2 螺钉位置

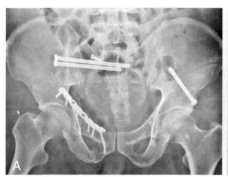
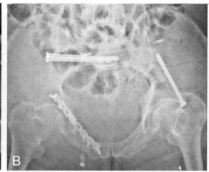
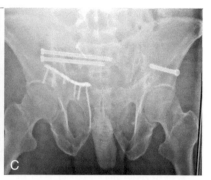

图 10-7　**术后复查骨盆 X 线**
A. 骨盆正位；B. 入口位；C. 出口位

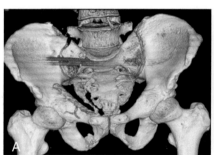
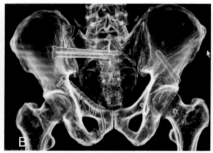
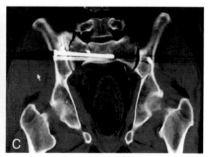

图 10-8　**术后复查骨盆 CT**
A. 正面；B. 重建透明像；C. 冠状位

　　患者术后即感右下肢感觉明显好转，术后 1 周感觉完全恢复，术后 2 周右下肢运动功能开始逐渐恢复，术后 8 周扶双拐下床行走；术后 3 个月复查骨盆 X 线示骨折愈合（图 10-9），右下肢运动功能完全恢复，行走基本正常。

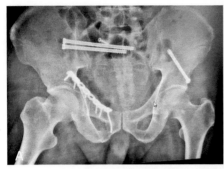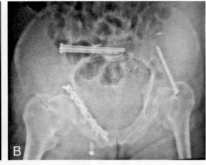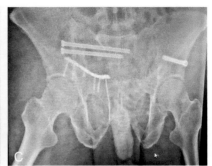

图 10-9　术后 3 个月复查骨盆 X 线
A. 骨盆正位；B. 入口位；C. 出口位

第二节　骶骨骨折断端神经卡压的松解

【病例】

患者女性，16 岁，以"车祸伤致盆骶部疼痛、右下肢功能障碍 7 天"入院。于 1 周前因车祸致伤胸部、右侧盆部，当时右侧腹股沟区出血、右侧臀部疼痛、伴右下肢感觉、运动障碍入当地医院治疗，诊断为：骨盆开放性骨折（Tile C1.3 型）；予以对症治疗，因右下肢神经症状无缓解，于伤后第 7 天转入我院。入院查体：右侧腹股沟区一约 15cm 长伤口，伴部分皮肤缺损，与深层耻骨支相通；双侧骨盆环基本对称，骨盆挤压、分离试验（+），双下肢等长。右足背伸肌力 0 级、痛觉过敏，跖屈可；大小便功能正常。骨盆正位片（图 10-10）及 CT 三维重建（图 10-11）示：右侧骶骨翼骨折，骶骨耳状面中间可见明显骨折线，分离移位不明显；右耻骨支骨折波及髋臼下缘，耻骨联合轻度分离。

术前诊断：①骨盆开放骨折（Tile C1.3 型）合并右腰骶干神经损伤；②耻骨联合分离；③右髋臼前柱骨折。

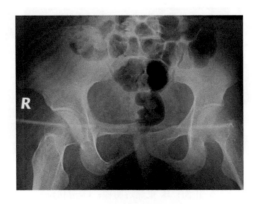

图 10-10　术前骨盆 X 线正位片

【病情特点与手术方式选择】

（一）病情特点

1. 右骶骨翼骨折，移位不大，伴耻骨联合分离、右髋臼前柱骨折。

2. 右侧腓总神经完全损伤症状。

3. 右侧腹股沟区伤口与深层相通，伤口有污染。

诊断明确，有手术指征。

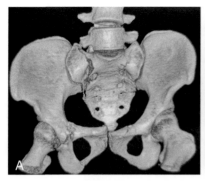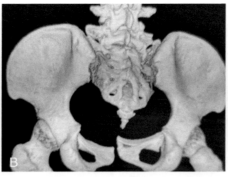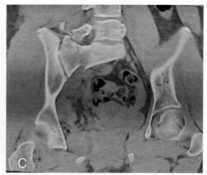

图 10-11 　术前骨盆 CT 三维重建
A. 正面；B. 后面；C. 冠状位

（二）手术入路选择

术前分析：①右侧腓总神经损伤原因：定位诊断为 L_5 神经根损伤表现，患者无骶管压迫，骨折也无明显向上移位造成神经牵拉伤，腰骶干走行路径无骨折块突出压迫，骶前骨折处可能对腰骶干造成卡压，可以行探查松解手术；②右侧半骨盆环不稳定，骶骨翼骨折固定方法有腰髂固定（三角固定）、闭合骶髂螺钉固定、前路钢板固定，骨折移位不明显，闭合骶髂螺钉固定最微创；③前环固定方式：患者右髋腹股沟区有伤口并污染，有感染风险，应选择对软组织影响最小的固定方式。手术方式可选择右侧腹直肌外侧入路探查松解右侧腰骶干神经、右侧骶髂螺钉固定后环、前环清创的同时复位耻骨联合行螺钉固定、前环辅助 INFIX 架固定。

【手术过程】

手术在全身麻醉、平卧位下进行，术中保持控制性降压和充分肌肉松弛。手术前先对腹股沟区创面进行简单清创，消毒后用手术膜封闭创口，再进行消毒铺单。取右侧腹直肌外侧入路上半部分皮肤切口，切开皮肤约 6cm，通过中间窗显露骶髂关节（图 10-12），沿骶骨耳状面骨膜下分离，显露骨折端，见腰骶干神经完全掉入骶骨骨折的缝隙并紧紧卡压于骨折断端中（图 10-13），松解周围软组织后将腰骶干神经向远、近端游离，从骨折端提起腰骶干神经后挤压骨盆环复位骶骨骨折，检查见腰骶干神经已经明显松弛。右下肢牵引复位右侧骶骨骨折后，机器人定位右侧 S_1、S_2 骶髂螺钉通道（图 10-14），并置入右侧 S_1、S_2 骶髂螺钉（图 10-15）。行前环固定：缝合腹直肌外侧入路切口，彻底清创右侧腹股沟创口，复位耻骨联合后置入空心螺钉固定，腹股沟区伤口放置负压敷料，经皮下放置 INFIX 架固定前环。术后病情稳定，无发热及其他并发症；腹部切口正常愈合后拆线，腹股沟创口经多次换药后愈合。复查骨盆 X 线（图 10-16）显示骨盆环结构正常。患者术后即感右下肢感觉明显好转。术后 2 周感觉完全恢复，术后 8 周扶双拐下床行走；右下肢运动功能于术后 4 个月开始逐渐恢复，术后 8 个月复查背伸肌力恢复至 4 级，跖屈肌力正常，行走基本正常。

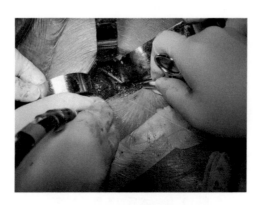

图 10-12 　中间窗显露骶髂关节

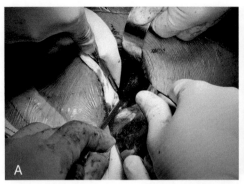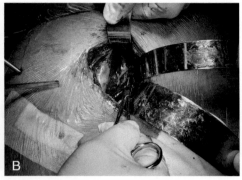

图 10-13　腰骶干神经卡压在骨折断端中

A. 腰骶干嵌入骨折块；B. 松解腰骶干神经

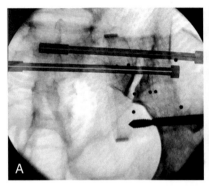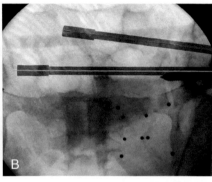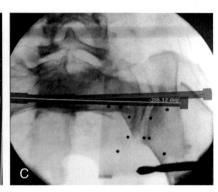

图 10-14　机器人定位右侧 S_1、S_2 骶髂螺钉通道

A. 正位；B. 出口位；C. 入口位

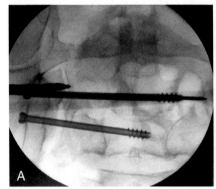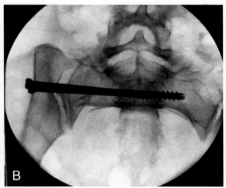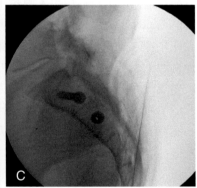

图 10-15　置入右侧 S_1、S_2 骶髂螺钉

A. 骨盆出口；B. 入口位；C. 骶骨侧位观

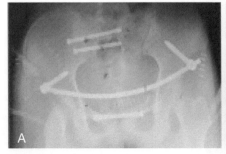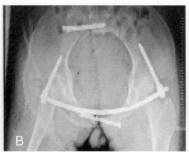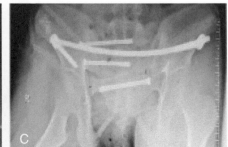

图 10-16　术后复查骨盆 X 线

A. 骨盆正位；B. 入口位；C. 出口位

第三节　骨块去除减压骶神经根卡压损伤

【病例】

中年男性，以"外伤致右侧骶尾部疼痛、右下肢功能障碍 7 天"入我院。查体示：足部感觉过敏，右足背伸、跖屈不能。CT 扫描三维重建（图 10-17）示：右侧骶骨翼骨折，波及 S_1、S_2 孔，明显受压。

术前诊断：骨盆骨折（Tile C1.3 型）合并右侧骶丛神经损伤。

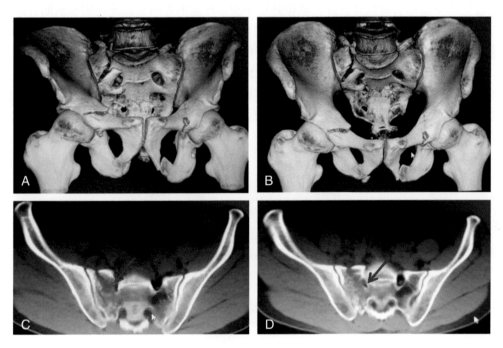

图 10-17　伤后骨盆 CT 三维重建

A、B. 正面；C、D. 冠状面

【病情特点与手术方式选择】

（一）病情特点

1. 右骶骨 Denis Ⅱ区骨折，右侧骶骨翼骨折块粉碎，骨折块向上突出，移位明显，S_1、S_2 骶孔明显受压变窄；双侧耻骨上下支骨折，骨盆环不稳。

2. 右侧骶丛神经完全损伤症状。

患者诊断明确，骶丛神经损伤有手术探查指征。

（二）手术方式选择

术前分析：①右侧坐骨神经损伤原因：定位诊断为腰骶干神经和 S_1、S_2 神经根损伤表现，患者无骶管压迫，损伤原因可能是骶前骨折块移位压迫腰骶干及 S_1、S_2 神经根，有探查松解手术指征；②右侧半骨盆环不稳定，骶骨翼骨折固定方法有腰髂固定（三角固定）、闭合骶髂螺钉固定、前路钢板固定；患者右侧骶骨骨折，骶髂螺钉贯穿才有把持力，可视情况选择骶髂螺钉或骶前钢板固定；③前环固定：双侧耻骨支骨折，移位不明显可选择耻骨支钢板或 INFIX 架固定。手术方式可选择右侧腹直肌外侧入路探查松解右侧腰骶干神经、S_1、S_2 神经根，右侧骶前钢板固定后环、前环在同一切口下行骨折复位钢板固定。

【手术过程】

手术在全身麻醉、平卧位下进行，术中保持控制性降压和充分肌肉松弛。取右侧腹直肌外侧入路显露，切开皮肤约 9cm，通过中间窗显露骶髂关节周围，沿骶骨耳状面骨膜下分离，显露骶骨翼骨折块，见骨折块明显向上移位，将腰骶干神经卡压于表面，神经变得纤细；通过腹直肌外侧入路的骶前窗（髂血管与骶前正中组织间隙）显露骶前正中，找到 L_5/S_1 椎间盘及骶岬，沿骶 1 椎体表面向下分离，显露 S_1、S_2 神经根，见 S_1、S_2 神经根前孔外侧骨块向前方突起，顶住 S_1、S_2 神经根；于骨膜下小心游离骨块并取出 4 块大小不一的骨块（图 10-18），见 S_1、S_2 神经根明显松弛；用明胶海绵压迫取骨块处止血。将骶骨翼突出的骨块下压复位，松解周围软组织后将腰骶干神经向远、近端游离，检查见腰骶干神经已经明显松弛。提起腰骶干神经，通过辅助下肢牵引将骶骨翼骨折复位并压平整，将塑形好的 6 孔重建钢板紧贴骨面放置于骶前，跨骶髂关节进行后环固定；通过腹直肌外侧入路内侧窗显露耻骨支，复位骨折后用 7 孔重建钢板固定，透视见骨盆环复位满意，内固定钢板螺钉位置好（图 10-19）。冲洗伤口，检查无活动性出血，放置引流管后关闭术口。术后病情稳定，复查骨盆 X 线（图 10-20）显示骨盆环结构正常。

患者术后即感右下肢感觉明显好转，术后 1 周足趾可见轻微的屈曲和背伸，术后 2 周感觉完全恢复，术后 8 周扶双拐下床行走；术后 6 个月复查时背伸肌力恢复至 4 级，跖屈肌力正常，行走基本正常，X 线显露骨折愈合。术后 9 个月右下肢神经功能完全恢复。

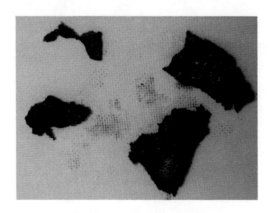

图 10-18　取出的 4 块骨块

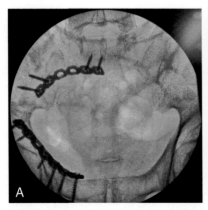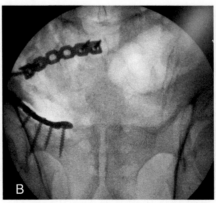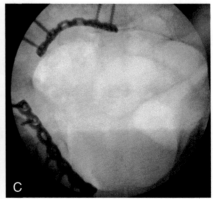

图 10-19　术中复查骨盆 X 线
A. 骨盆正位；B. 出口位；C. 入口位

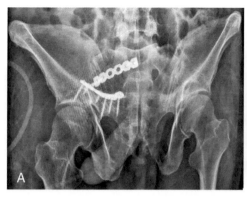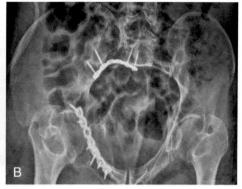

图 10-20　术后复查骨盆 X 线

A. 出口位；B. 入口位

第四节　骶骨截骨复位松解神经牵拉损伤

【病例】

中年男性，"车祸致伤腹盆部后疼痛、畸形、左下肢活动障碍 40 天"转入我院。患者 40 天前不慎被汽车撞伤并辗压盆部，当时腹盆部疼痛、活动不能，左足趾痛觉过敏并活动受限，小便不能自排。送当地医院抢救，诊断为：①创伤失血性休克；②骨盆多发骨折；③尿道断裂；④左侧下肢神经损伤。急诊行外固定支架固定＋膀胱造瘘术；于伤后第 7 天在当地医院泌尿外科行尿道会师术，骨盆畸形及左下肢神经损伤未处理，求进一步诊治于伤后 40 天转入我院。

入院检查：腹正中一约 20cm 长手术切口瘢痕（图 10-21），已愈合，置有尿管；骨盆行外固定支架固定，双侧髂嵴不等高，左侧较右侧高 1cm，双下肢无明显内、外旋畸形，左下肢短缩 1cm，左足不能背伸；骨盆挤压、分离试验（+），左足趾血供正常、痛觉过敏、背伸肌力 0 级，右侧下肢肌力、感觉、运动正常。骨盆 X 线检查（图 10-22）与 CT 三维重建（图 10-23）示：双侧耻骨上下支骨折、移位并骨痂形成，右侧骶骨骨折并向后上移位，程度不大、左骶骨翼骨折并向前下翻转脱位，左骶髂关节向后上脱位并向上移位。

术前诊断：①陈旧性骨盆骨折（TileC3.3 型）；②左侧骶丛神经不完全损伤；③双侧髋臼陈旧骨折（Judet前柱骨折）；④尿道断裂会师术后。

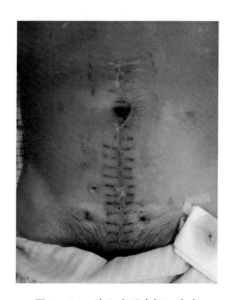

图 10-21　腹正中手术切口瘢痕

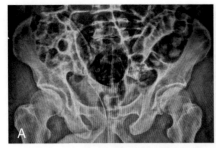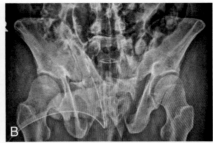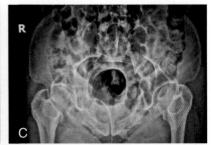

图 10-22　骨盆 X 线检查
A. 骨盆正位；B. 出口位；C. 入口位

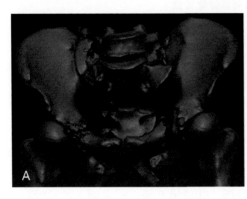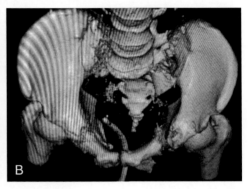

图 10-23　骨盆 CT 三维重建
A. 正面；B. 入口位

【病情特点与手术方式选择】

（一）病情特点

1. 双侧骶骨骨折移位并左侧骶髂关节脱位。

2. 左骶丛神经不完全损伤，40 天未恢复且运动功能完全消失，痛觉过敏。

3. 双侧耻骨上下支骨折，左侧分离移位明显。

4. 合并尿道断裂会师术后，影响手术切口及手术方式的选择。

（二）手术方式选择

骶髂关节脱位造成骨盆严重畸形、骶髂关节严重不稳定，骨折不愈合率高，若不纠正骶髂关节前脱位畸形患者将终身残疾；骶髂关节陈旧脱位复位困难，常需要通过截骨进行处理，闭合复位儿乎不可能。由于骶骨骨折合并神经损伤有 50% 患者神经功能可自行恢复，因此有学者不主张早期手术探查，尤其是对于不完全骶丛神经损伤患者；但大多数学者认为早期探查可恢复神经正常解剖结构，早期减压有利于神经功能早期恢复，探查方式取决于神经损伤的部位、性质，临床查体应结合 CT 及骶丛神经 MRI 重建。

患者左侧骶髂关节陈旧性脱位需开放复位，前路复位较后路直接，可选择腹直肌外侧入路，可同时进行左侧耻骨支骨折复位固定，并能探查左侧受损伤的腰骶干神经，右侧骶骨骨折移位较轻，且伤后为 40 天，借助 Starr 架可能闭合复位成功，后环可选择贯穿 S_1 或 S_2 骶髂螺钉固定，左侧前环可选择重建钢板固定。

【手术过程】

1. 手术在全身麻醉下进行，左侧下肢连同腹盆部均消毒、铺无菌单。

2. 去除外固定支架，清创缝合外固定架针孔伤口。

3. 取左侧腹直肌外侧入路显露左侧骶髂关节，清理骶髂关节周围软组织瘢痕，复位骶骨翼骨折，克氏针临时固定（图 10-24）。

4. 安装骨盆随意复位架，将右侧半骨盆固定手术床上，辅助复位架下牵引左侧下肢，复位左侧脱位的骶髂关节，直视＋透视下见骨折复位满意后透视下置入骶 1、骶 2 骶髂螺钉导针至骶骨中线（图 10-25），并置入左侧骶髂螺钉（图 10-26）。同时进行左侧腰骶干神经、闭孔神经的神经减压、松解。

5. 经同一腹直肌外侧切口显露左侧耻骨支（髋臼前柱），清理骨折端后复位，重建钢板固定（图 10-27）。

6. 调整骨盆随意复位架，将左侧半骨盆固定于手术床上，牵引右侧下肢，见右侧骶骨骨折脱位复位后，将左侧骶 2 骶髂螺钉导针贯穿至右侧骶髂关节，透视下见导针位置理想（图 10-28），置入全适长度的全长骶 2 贯穿螺钉（图 10-29）。

7. 辅助外固定架加强固定。

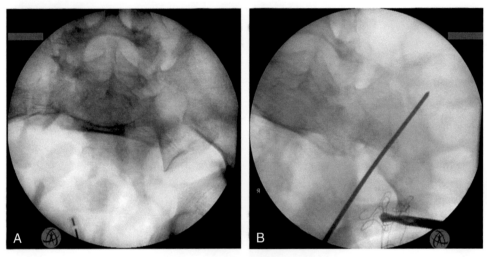

图 10-24　复位左侧骶骨翼骨折
A. 复位前骶骨翼向前突出；B. 截骨复位后克氏针临时固定

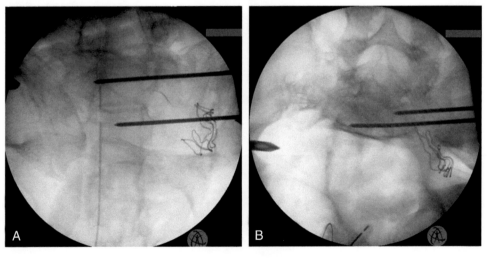

图 10-25　导针至骶骨中线
A. 出位口；B. 入位口

8. 术后病情稳定，无发热，第 2 天拔除腹部引流管，开始进流质饮食；复查骨盆正位、入口位、出口位 X 线（图 10-30）及 CT 扫描三维重建（图 10-31）示：骨折脱位复位满意，内固定螺钉、钢板位置适中，无并发症。术后 2 周伤口拆线出院。左下肢感觉于术后 2 周基本恢复，术后 3 周运动功能缓慢恢复。术后 5 周复查见骨折复位维持良好，无骨折复位丢失及内固定松动发生（图 10-32），术后 3 个月背伸肌力达 4 级，开始下床行走。复查 X 线及 CT 示骨折愈合，取出外固定支架（图 10-33）。术后 1 年复查，双下肢肌力、肌张力均恢复正常水平；患者行走正常，双侧髋、膝关节功能完全恢复，步态分析显示双侧髋、膝关节活动正常。X 线检查示骨折愈合，无骨折复位丢失及内固定松动（图 10-34）。

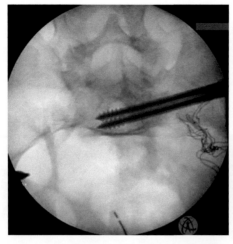
图 10-26　置入左侧骶髂螺钉至中线

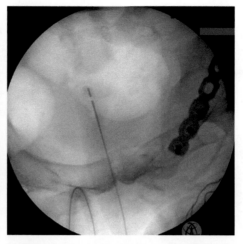
图 10-27　左侧耻骨支复位钢板固定

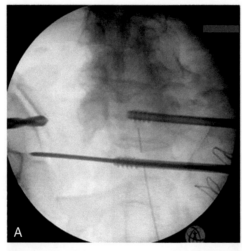
图 10-28　将 S2 导针贯穿
A. 出口位；B. 入口位

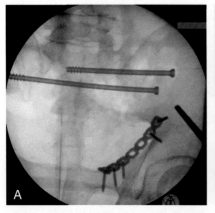

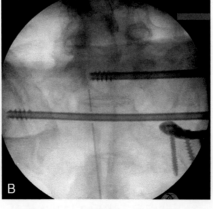
图 10-29　置入骶 2 贯穿螺钉
A. 骨盆正位；B. 出口位；C. 入口位

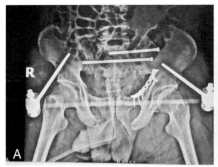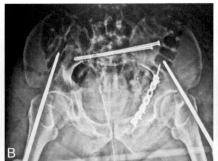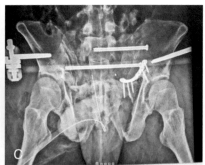

图 10-30　术后复查骨盆 X 线

A. 骨盆正位；B. 入口位；C. 出口位

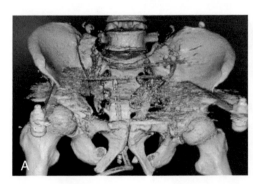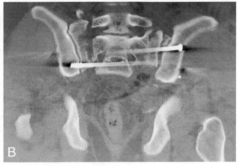

图 10-31　术后复查骨盆 CT 扫描三维重建

A. 正面；B. 冠状位

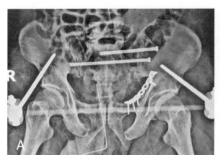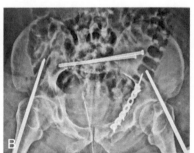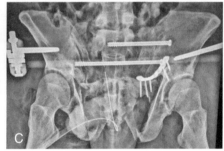

图 10-32　术后 5 周复查骨盆 X 线

A. 骨盆正位；B. 入口位；C. 出口位

【经验与体会】

（一）陈旧骨盆骨折复位

患者为 Tile C3.3 型陈旧性骨盆骨折，后环骶骨骨折左侧位于一区，向前翻转移位，伴骶髂关节后上脱位；伤后 6 周手术时骨痂生长、软组织挛缩明显，不能闭合复位。腰髂撑开复位不是骶髂关节脱位的适应证，只能选择前方切开复位。患者为骶骨骨折前脱位、骶髂关节上移位明显，复位难度大，腹直肌外侧入路直视下显露骶髂关节后，通过骶髂关节周围截骨可彻底松解周围软组织，借骨盆随意复位架向外牵拉，对骶髂关节脱位的交锁进行解锁，通过股骨髁上牵引纠正髂骨侧向上移位；骶骨骨折前脱位可在骶骨侧置入 1 枚复位导针进行下压使骨折复位。

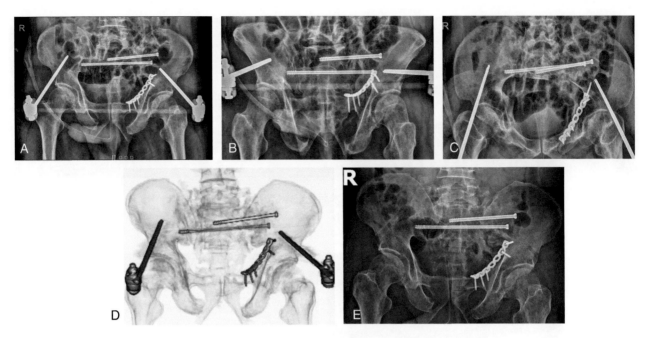

图 10-33　术后 3 个月复查骨盆 X 线及 CT

A. 骨盆正位；B. 出口位；C. 入口位；D. CT 透明像；E. 取出外固定架后骨盆正位

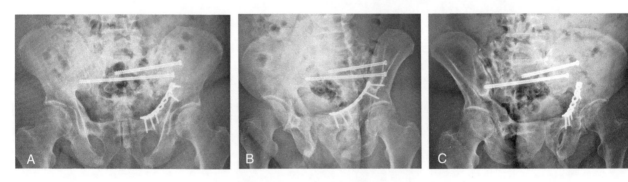

图 10-34　术后 1 年复查骨盆 X 线

A. 骨盆正位；B. 闭孔斜位；C. 髂骨斜位

（二）陈旧性骶骨骨折合并神经损伤的处理

骶骨骨折合并神经损伤的早期处理存在争议，但笔者认为早期减压利于神经功能的恢复。患者伤后 6 周神经损伤未恢复，且痛觉过敏，影像学资料显示腰骶干走行路径有明显卡压，手术探查指征明确。选择腹直肌外侧入路进行骨折复位的同时进行腰骶干神经显露松解，术后足部痛觉过敏很快消失，神经功能恢复较快，说明神经减压有效。

（三）经腹直肌外侧入路治疗骨盆骨折合并腰骶丛神经损伤的优势

樊仕才团队从 2010 年开始采用腹直肌外侧入路完成骨盆、髋臼骨折手术。腹直肌外侧入路具有如下优点：①切口下方正对髋臼和骶髂关节，经腹膜外分离直达骶髂关节周围，10cm 长切口足以满足显露需要；②手术解剖层次清晰，切断腹外斜肌、腹横肌、腹内斜肌后钝性分离腹膜，自腹膜后组织间隙进入，操作简单，5～10 分钟即可显露骶髂关节，手术显露及术后缝合时间明显缩短，医生的学习曲线也大大缩短；③切口正下方为骶髂关节，操作方便，能正视下复位骨折并松解骶丛神经，可避免因术野显示不清导致骨折复位固定困难、神经损伤等；④手术损伤小，从腹膜后显露、复位固定骶髂关节周围骨折，钢板或骶髂采用螺钉固定，术中出血少。

第 11 章 "漂浮骶骨翼"骨折

　　骨盆骨折中同时伴有骶髂关节脱位、同侧骶骨翼骨折的病例较少见，多为高处坠落、交通伤、重物砸伤等高能量暴力损伤所致，骨盆后环损伤严重，骨盆环的垂直和旋转不稳。损伤机制多为在强大暴力损伤的一瞬间，侧方挤压暴力先引起骶髂关节脱位，能量进一步释放，导致骶骨耳状面的骨折。骶骨耳状面骨折移位有耳状面骨折块向前突出压迫腰骶干神经（图 11-1），或骶骨耳状面向后方突入，骨折块进入骶管造成骶管占位（图 11-2）；移位明显的骶髂关节周围骨折合并腰骶干神经损伤的比率高达 50%。

　　同侧骶髂关节脱位、骶骨翼骨折后由于骶髂前韧带、骶髂骨间韧带断裂，骶骨翼呈游离状（图 11-3），称之为"漂浮骶骨翼"。骶骨翼骨折骶髂关节脱位后造成骨盆后环的严重不稳定，同时骶骨翼向前方突出移位、压迫腰骶干神经和髂血管，导致下肢神经功能障碍。常规后路腰髂撑开可能对髂骨进行有效复位，但对"漂浮骶骨翼"无法进行复位，对神经压迫损伤也无法进行有效松解，只有从前方进行骶骨翼骨折的复位、探查松解损伤的腰骶干神经才能达到确切的手术效果。

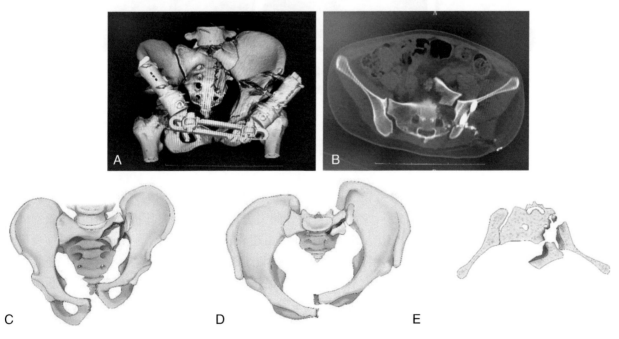

图 11-1　**漂浮骶骨翼**
A.CT 三维重建前面；B.CT 冠状位见漂浮骶骨翼；C ～ E. 漂浮骶骨翼示意图

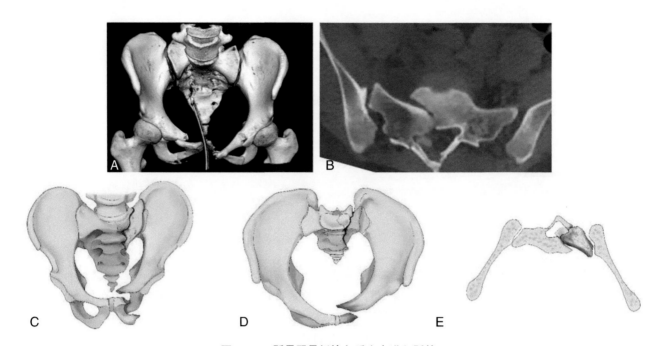

图 11-2　骶骨翼骨折块向后突出进入骶管

A.CT 三维重建前面；B. 冠状位示骨折块突入骶管形成占位；C ～ E. 骶骨翼压迫骶管示意图

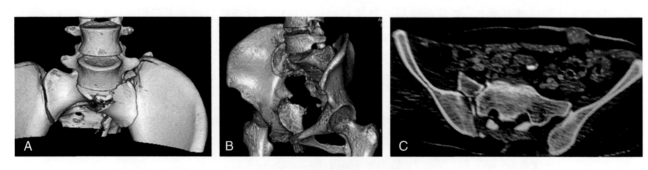

图 11-3　漂浮骶骨翼 CT 表现

A. 前面；B. 内侧面；C. 横断面

第一节　"漂浮骶骨翼"骨折的特点

"漂浮骶骨翼"特指骨盆骨折中骶髂关节后上脱位合并同侧骶骨翼骨折并向前方移位，由于骶髂关节脱位，骶髂前韧带、骶髂骨间韧带均断裂，骶骨翼与髂骨间失去连接。骶骨翼骨折后骶骨翼与骶骨体间无骨性连接，导致骶骨翼骨块向盆腔内突出呈游离状。通常由超高能量损伤导致，损伤机制为骨盆受侧方暴力挤压后导致骶髂关节脱位，能量进一步释放，骶骨翼的侧方压缩骨折并向前方盆腔内移位。骶骨翼骨折块的前方移位不同于向后方移位，骶骨翼的前方正好是腰骶干神经紧贴骨面走行的位置，当骨折向前方移位时，突出的骨块对腰骶干神经造成明显卡压，因此腰骶干神经损伤的概率极高。而骨折块向后方移位时可能突入骶管，压迫 S_1 神经根、马尾神经，导致大小便功能障碍。本章只对向前移位的"漂浮骶骨翼"进行探讨。

漂浮骶骨翼因后环的稳定性被严重破坏，必须对骨折进行复位，重建骨盆环的稳定性。"漂浮骶骨翼"合并的骶髂关节脱位闭合复位可能较好地完成复位，但对于前方漂浮状态的骶骨翼，则可能在骶髂关节复位过程中骨折块进一步向前方移位，不仅不能对神经牵拉损伤减压，还可能加重腰骶干神经损伤。后路腰髂撑开复位对于骶髂关节脱位不是绝对适应证，经后路腰髂撑开对髂骨骨折脱位复位后，前方游离骶骨翼随着髂骨的向前复位向盆腔中更大移位，不能回复到原来的位置（图 11-4）；随着骶骨翼骨块较大移位，导致骶髂关节巨大骨缺损（图 11-5），骨折不愈合的概率较大；如果有合并腰骶干神经损伤症状，则达不到手术神经减压松解效果，术后神经损伤恢复的概率较小。

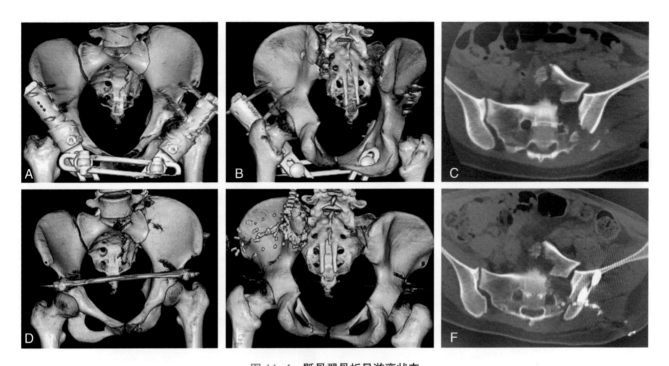

图 11-4　骶骨翼骨折呈游离状态

A、D. 手术前后三维重建正面对照；B、E. 手术前后三维重建后面对照；C、F. 手术前后冠状位对照

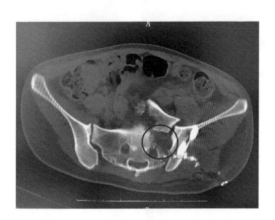

图 11-5　骶髂关节周围大块骨缺损

第二节　"漂浮骶骨翼"手术技巧

手术的目的为重建骨盆后环的稳定性、对受压迫的腰骶干神经进行松解减压，为神经功能恢复创造条件。由于骶骨翼处于漂浮状态间接复位较困难，因此闭合复位、后方腰髂撑开复位等间接复位方式基本不能有效对游离状态下的骶骨翼骨块复位，也不能进行神经减压松解；最合理的手术方式为经前方入路显露，直接复位、固定骶骨翼骨块，并对受牵拉或卡压损伤的腰骶干神经进行松解。能显露骶髂关节的前方入路有髂窝入路、腹直肌旁入路和腹直肌外侧入路。

通过腹直肌外侧入路中间窗显露髂骨弓状线，沿弓状线向近端显露骶髂关节髂骨侧，结合 CT 影像特点找到骨折脱位的骶骨翼，在其表面沿骨膜分离找到腰骶干神经，仔细游离松解受牵拉或卡压的神经；将髂血管束牵拉向外侧，通过腹直肌外侧入路的骶前窗显露骶岬至骶前正中区域，沿骶前韧带表面向外侧分离，可显露骶骨翼骨折的骨折端；将髂血管束、腰骶干神经轻轻提起，从骶骨表面将中间窗和骶前窗贯通，通过两个显露窗口的联动对游离骶骨翼骨块进行复位，克氏针临时固定或螺钉固定在骶骨体上（图 11-6）。骶骨翼骨块复位后再以其为标志复位骶髂关节脱位；通过中间窗对骶髂关节周围组织进行松解，借助下肢牵引进行复位骶髂关节，直视下骨折脱位复位满意后行骶前钢板固定（图 11-7）或骶髂螺钉固定（图 11-8）。合并同侧前环骨折可通过同一切口对前环进行复位固定，也可选择微创固定。

新鲜"漂浮骶骨翼"损伤通过腹直肌外侧入路能较好显露，骨折、脱位进行复位相对容易，陈旧性骨折因骨折愈合、骨痂生长、软组织挛缩等因素，骨折显露、复位均较新鲜骨折困难，大多需截骨才能复位。陈旧性骨折的显露与新鲜骨折一样，通过中间窗、骶前窗的联动，对骨折端的骨痂进行清理，并对脱位的骶髂关节间隙进行清理，在保护腰骶干神经、髂内外血管束前提下，找到骶骨翼骨折的原始骨折线，沿原始骨折线进行截骨，取出漂浮骶骨翼截骨块，再次松解、清理骶髂关节，采用提拉、撬拨、螺钉撑开复位钳、钢板提拉复位等方法进行复位，直视结合透视下见骶髂关节复位满意，将截除的漂浮骶骨翼骨块复回原位，骨盆后环固定方式同新鲜骨折，选择钢板、骶髂螺钉或钢板结合骶髂螺钉固定（图 11-9）。

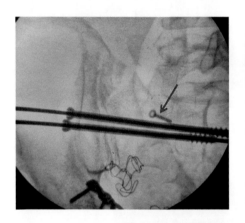

图 11-6　螺钉临时固定骶骨翼骨块

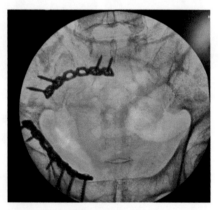

图 11-7　骶骨翼骨折复位后骶前钢板固定

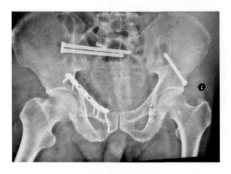

图 11-8　骶髂螺钉固定

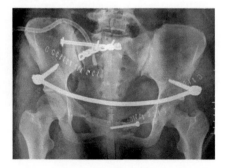

图 11-9　钢板结合骶髂螺钉固定骨盆后环

第三节　手术风险及防范

前方经腹直肌外侧入路操作相对简单，学习曲线短，相对于后方入路或前后联合入路的特点有：①手术创伤小、手术时间明显减少；②可直视下复位固定骨折；③麻醉管理方便、并发症少等。手术禁忌证有：①双侧骶骨粉碎骨折移位、腰骶分离，前方很难达到有效固定；②术前明确神经卡压来自后方，前方难以进行神经减压；③腹壁挫伤严重感染风险较高者。

　　"漂浮骶骨翼"损伤较重，手术风险相对较高，腹直肌外侧入路治疗存在以下风险：①手术切口自身因素：在显露过程中可能损伤腹膜和引发术后切口疝；②骶前血管大出血：骶前血管网紧贴骶骨骨面，加之骶骨的松质骨特性，骨折分离复位时出血较凶猛，术前计划一定要充分，除备足血和术中自体血回输外，必要时术前数字减影血管造影（DSA）下进行髂内动脉栓塞或预置腹主动脉球囊控制术中出血，如果出现难以控制的大出血行纱布堵塞，并中止手术；③医源性骶丛神经损伤加重：由于腰骶干神经在骶髂关节周围走行紧贴骨面，骨折移位后神经走行发生改变，在复位骶骨骨折时可能出现腰骶干神经牵拉，视野不清时可加重腰骶干神经损伤，因此术者必须熟悉解剖结构，术前行髂内动脉栓塞以减少术区出血，谨慎操作可减少医源性神经损伤；④术后一过性肠麻痹：骶前操作可能损伤骶骨椎旁交感神经丛，导致术后肠蠕动功能障碍，出现肠梗阻；手术中应避免过度向内牵拉腹盆腔组织，术后出现腹胀时应及时肛门排气，促进胃肠蠕动，必要时行胃肠减压避免更严重的并发症。

第四节　新鲜漂浮骶骨翼损伤病例

　　患者女性，15 岁，以"汽车辗压致伤左侧腹盆部后疼痛、活动受限 10 天"由外院转入我院。查体示左腓总神经不完全损伤表现：左足背感觉过敏，踝背伸肌力 2 级，踇背伸及趾背伸肌力均为 1 级，距屈活动正常。骨盆 CT 扫描及三维重建（图 11-10）示：左骶髂关节完全脱位，骶骨翼骨折呈游离状（图 11-11），骶骨翼连同髂骨向前上脱位，双侧耻骨上下支骨折、移位。伤后第 15 天手术。

　　术前诊断：骨盆骨折（Torode-Zieg Ⅳ 型、Tile C1.3 型）合并神经损伤。

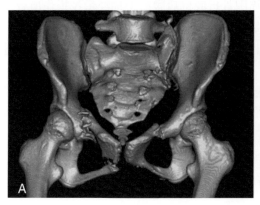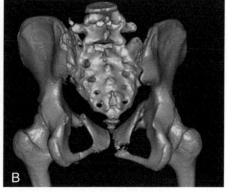

图 11-10　骨盆 CT 三维重建
A. 正面；B. 后面

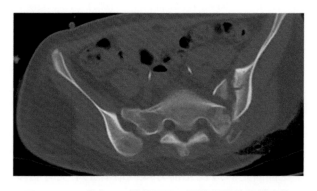

图 11-11　骨盆 CT 横断面显示骶骨翼骨块呈游离状

【病情特点与手术方式选择】

（一）病情特点

1. 左骶髂关节完全脱位。

2. 骶骨翼骨折完全分离，呈游离状。

3. 双侧耻骨上下支骨折分离。

4. 左下肢腓总神经不完全损伤症状。根据儿童骨盆骨折 Torode-Zieg 分型为 Ⅳ 型，成人骨盆骨折 Tile 分型为 C1.3 型，虽然儿童骨折后有强大的塑形能力，但对骶髂关节脱位、耻骨联合分离等，原则上是对骨折脱位行解剖复位，若不对骶髂关节脱位复位将严重影响患者发育。患儿骨骺发育接近成人，可按成人骨盆骨折进行处理。

（二）手术方式选择

术前分析：①左侧骶髂关节脱位。骶髂关节脱位首选闭合复位、经皮骶髂螺钉固定，患者存在漂浮骶骨翼，且髂骨侧整体向前方脱位，闭合复位较困难，也不能进行神经探查松解，如果闭合复位不能对前方游离骶骨翼骨块复位，可导致移位更明显，加重神经损伤。开放复位的手术入路有髂腹股沟入路、腹直肌旁入路和腹直肌外侧入路，髂腹股沟入路偏外侧，显露骶髂关节内侧，尤其是骶前、骶骨翼较困难，对前脱位复位更困难，而腹直肌外侧入路直视骶髂关节，复位相对容易且风险明显降低。复位后骨盆后环固定方式有：多根克氏针、骶髂螺钉、骶前钢板、外固定架等，克氏针容易松动脱出，失败率高；单纯外固定架固定稳定性欠缺，复位丢失率高；骶髂螺钉相对较粗可能影响骨骺发育；骶前钢板固定强度较好，但骶髂关节是微动关节，有生育需求的女性患者必须考虑取出的方便性。结合患者情况，后环可选择骶髂螺钉固定。②双侧耻骨支骨折分离。新鲜骨盆骨折后环完全复位后，前环骨折基本自动复位，如果复位不良可行小切口辅助复位，固定方式一般选择创伤小、方便取出的微创方式固定，比如 INFIX 架。③腰骶干神经损伤。患者左下肢神经损伤表现多为左侧骶髂关节周围骨折脱位后腰骶干神经牵拉损伤所致，通过骨折复位后能自行恢复。患者骶骨翼有一游离骨块，应尽量复位并固定，为神经功能恢复创造条件。④儿童骨盆骨折尽量避免选择腰髂固定，以免影响脊柱发育，且后路腰髂复位不确定能对漂浮状态的骶骨翼骨块进行复位。

综上所述，手术拟选择腹直肌外侧入路显露骶髂关节周围，在保护骶前神经血管前提下对骶髂关节脱位、骶骨翼骨折行复位，骶髂螺钉固定，INFIX 架维持前环稳定。

【手术过程】

1. 麻醉及体位：全身麻醉气管插管，平卧位消毒腹盆部、患侧髋及臀部，左下肢消毒包扎供术中牵引用。

2. 取左侧腹直肌外侧入路显露。

3. 骨折显露：在腹膜外通过腹直肌外侧入路中间窗进行显露骶髂关节髂骨侧，见骶髂关节完全脱位，骶骨翼骨折块呈游离状态；沿髂骨侧骶髂关节面向内下方分离，找到髂外血管及腰骶干神经后加以标记保护，可见腰骶干明显受压变细；将神经、血管牵拉向内侧，贴腰骶干外侧缘沿骶骨骨膜下向外侧显露，显露整个前上移位的骶骨翼游离骨块。取出骨块后可清楚地看到脱位的骶髂关节（图 11-12）。

4. 骶髂关节脱位复位与固定：彻底松解骶髂关节周围软组织，借助下肢牵引试图对前上脱位的骶髂关节进行复位，但髂骨侧向前方移位难以下压复位。安装骨盆随意复位架，将右侧半骨盆固定在手术床上，左下肢行股骨髁上牵引，在骶髂关节的骶骨侧、髂骨侧各置入 1 枚复位针，借骨盆复位架将骶骨侧向上提拉，髂骨侧向下按压（图 11-13），直视下见骶髂关节脱位完全复位，将取出的骶骨翼骨块复回原位（图 11-14），此时可见腰骶干神经明显松弛（图 11-15）；透视下置入左侧 S_1、S_2 骶髂螺钉导针，置入相应长度的直径 7.3mm 空心钉固定后环（图 11-16）。

5. 前环复位与固定：后环复位固定后透视见前方双侧耻骨上下支骨折复位良好，安装 INFIX 架固定（图 11-17）。

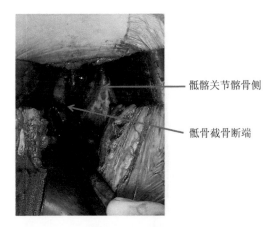

图 11-12　骶髂关节显露

骶髂关节髂骨侧

骶骨截骨断端

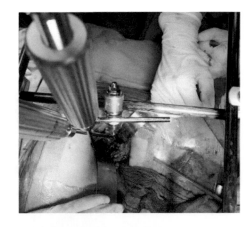

图 11-13　复位骶骨

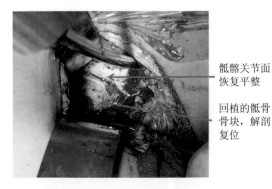

图 11-14　术中回植骶骨块

骶髂关节面
恢复平整

回植的骶骨
骨块，解剖
复位

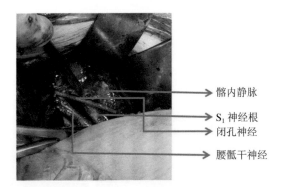

图 11-15　腰骶干神经减压后

髂内静脉

S₁神经根

闭孔神经

腰骶干神经

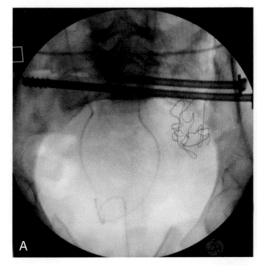

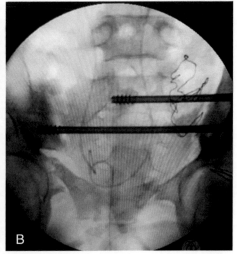

图 11-16　骶髂螺钉固定后环
A. 出口位；C. 入口位

6. 患者术后病情稳定，复查骨盆正位 X 线（图 11-18）示骨盆环骨折脱位复位满意，内固定位置良好，无并发症。术后第 5 个月复查 X 线（图 11-19）见骨折复位维持良好，无骨折复位丢失及内固定松动发生，去除 INFIX 固定支架，骨盆环结构基本正常，骶髂螺钉位置好，无松动脱出，可下床行走。术后 8 个月返院复查见行走步态正常，左下肢神经症状完全恢复。

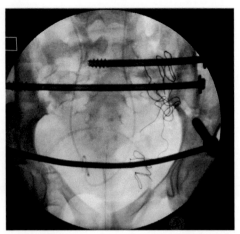

图 11-17　INFIX 架固定前环

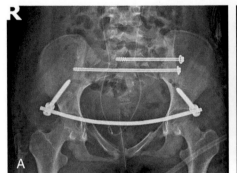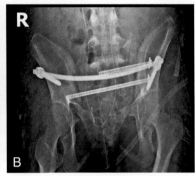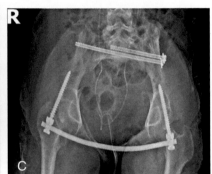

图 11-18　术后复查骨盆 X 线

A. 骨盆正位；B. 出口位；C. 入口位

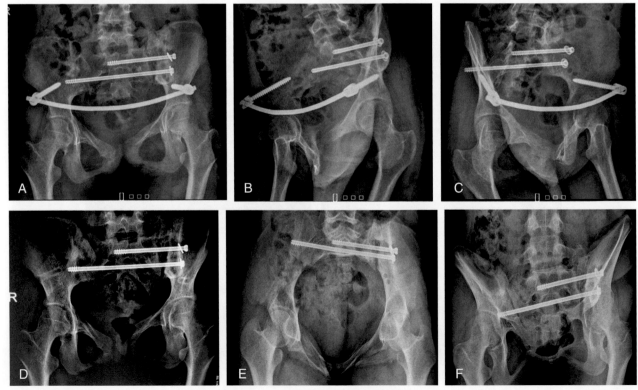

图 11-19　术后 5 个月复查骨盆 X 线

A～C. 取出 INFIX 架前；D～F. 取出 INFIX 架后

第五节　陈旧漂浮骶骨翼损伤病例

患者女性，21 岁，以"汽车辗压致伤腹、盆、背、臀部后疼痛、双下肢功能障碍 115 天"由外院转入我院。患者骑摩托车与货柜车相撞并被辗压致伤，骨盆骨折（图 11-20）合并骶尾部严重皮肤撕脱伤、直肠脱出。在外院经抢救并多次手术，因骨盆骨折合并右下肢神经损伤症状无恢复转我院。入院查体：腹部正中剖腹探查切口，左侧有直肠造瘘口（图 11-21）；骶尾部皮包骨，可见植皮创面，部分未愈合，骶骨外露（图 11-22）；双侧骨盆不对称，右侧较高，双下肢不等长，右下肢短缩约 3cm，双下肢各关节僵硬，右侧足下垂畸形，右足趾及踝背伸不能，足背感觉消失。骨盆 CT 扫描及三维重建（图 11-23）示：左侧骶髂关节完全脱位，骶骨翼骨折呈游离状（图 11-24），右髋臼 T 形骨折已经愈合，耻骨联合损伤已愈合。

术前诊断：①陈旧性骨盆骨折（Tile C1.3 型）合并右侧腰骶干神经损伤；②陈旧性右侧髋臼骨折（Judet T 形骨折）。

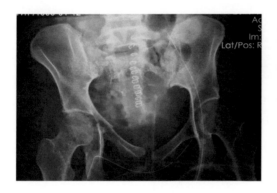

图 11-20　受伤后骨盆正位 X 线片

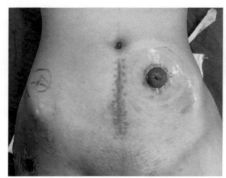

图 11-21　入院时腹部皮肤及肠造瘘口

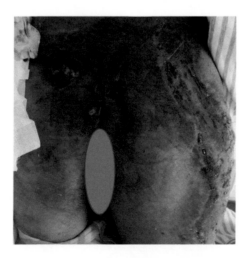

图 11-22　入院时骶尾部皮肤情况

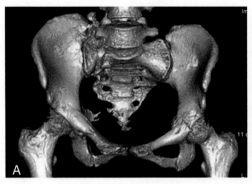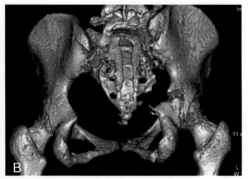

图 11-23　入院 CT 三维重建

A. 正面；B. 后面

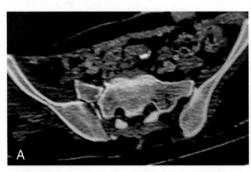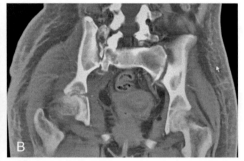

图 11-24　骨盆 CT 显示漂浮骶骨翼

A. 横断面；B. 冠状面

【病情特点及手术方式选择】

（一）病情特点

1. 右骶髂关节完全脱位。

2. 骶骨翼骨折完全分离，呈游离状向盆腔内突出。

3. 右侧髋臼骨折愈合，耻骨联合损伤愈合。

4. 右下肢腓总神经完全损伤症状无恢复。根据骨盆影像学表现，诊断为陈旧性 Tile C1.3 型骨盆骨折畸形不愈合，陈旧性右侧髋臼骨折愈合。

（二）手术方式选择

术前分析：①右侧陈旧性骶髂关节脱位、骶骨翼骨折未愈合。骶髂关节脱位首选闭合复位、经皮骶髂螺钉固定，陈旧性骨折脱位闭合复位几乎不可能。开放复位的手术入路有髂腹股沟入路、腹直肌旁入路、腹直肌外侧入路。腹直肌外侧入路直视骶髂关节，复位相对容易且风险低。骨盆后环固定方式有骶髂螺钉、骶前钢板、骶髂螺钉加钢板等。骶前钢板固定强度较好，对于有生育需求的女性患者必须考虑能方便地取出。结合本患者情况，后环可选择骶髂螺钉固定。②腰骶干神经损伤。患者左下肢神经损伤表现多为左侧骶髂关节周围骨折脱位后造成腰骶干神经牵拉损伤所致，一般通过骨折复位后能自行恢复，但该患者骶骨翼有一游离骨块，应尽量复位并固定为神经功能恢复创造条件。③陈旧性髋臼骨折、耻骨联合损伤均已经愈合，且位置尚可，可不处理。

伤后近 4 个月，术前 CT 显示游离骶骨翼骨块与骶骨体有骨痂生长，术中需截骨处理才能复位骨折及骶髂关节脱位。手术拟选择右侧腹直肌外侧入路显露骶髂关节周围，在保护骶前神经血管前提下对骶骨翼骨折块截骨处理，复位骨折脱位后，后环行骶髂螺钉固定，前环稳定不予以处理。

【手术过程】

1. 麻醉及体位：全身麻醉气管插管，平卧位消毒腹盆部、患侧髋及臀部，右下肢消毒包扎供术中牵引用。

2. 取右侧腹直肌外侧入路显露。

3. 骨折显露：在腹膜外通过腹直肌外侧入路中间窗进行显露骶髂关节髂骨侧，见骶髂关节完全脱位，骶骨翼骨折块明显向前方凸出（图 11-25），与髂骨侧形成明显台阶；沿骶骨耳状面向内下方分离，找到髂外血管及腰骶干神经，见腰骶干神经明显受压变形，贴腰骶干外侧缘沿骶骨骨膜下向内侧显露至骶骨翼骨折端，显露整个前上移位的骶骨翼游离骨块。用骨刀沿原骨折线截骨，取出骶骨翼骨块后可清楚看到脱位的骶髂关节（图 11-26）。

4. 骶髂关节脱位复位与固定：用骨刀伸入骶髂关节间，彻底松解骶髂关节周围软组织，借助下肢牵引对向上脱位的骶髂关节进行复位，直视下见骶髂关节脱位完全复位后将取出的骶骨翼骨块复回原位，骶髂关节平整（图 11-27），可见腰骶干神经明显松弛；透视下置入左侧 S$_1$ 骶髂螺钉导针 2 根（图 11-28），拧入相应长度的直径 7.3mm 空心钉固定（图 11-29）。

5. 患者术后病情稳定，复查骨盆正位 X 线（图 11-30）示：骨盆环骨折脱位复位满意，内固定位置良好，无并发症，CT 扫描及三维重建（图 11-31）示：骶骨翼骨折及骶髂关节脱位复位良好，S$_1$ 的 2 枚骶髂螺钉位置好。术后 2 个月复查见骨折复位维持良好，无骨折复位丢失及内固定松动发生，右下肢神经症状部分恢复，足趾伸趾肌力达 3 级 +，感觉完全恢复，开始下床部分负重行走。术后 6 个月复查，右下肢神经症状完全恢复，X 线示骨折愈合，无骨折复位丢失及内固定松动（图 11-32）。

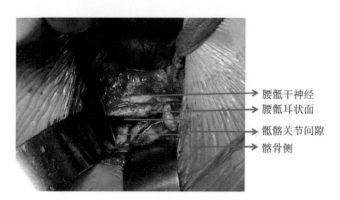

图 11-25 骶骨翼骨块向前方突出形成台阶

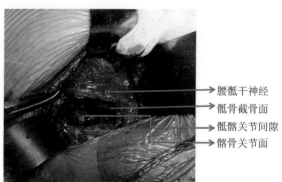

图 11-26 取出骶骨翼骨折块

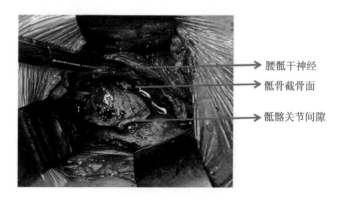

图 11-27 骶髂关节复位后植回骶骨翼骨折块

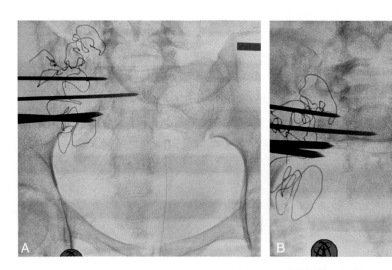

图 11-28　透视下置入 S₁ 骶髂螺钉导针

A. 正位；B. 入口位

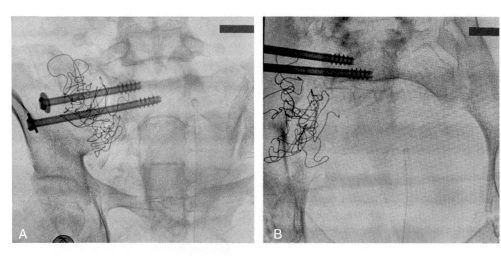

图 11-29　骶髂螺钉固定

A. 出口位；B. 入口位

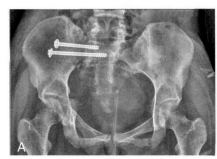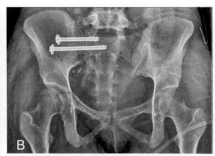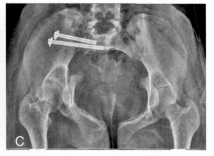

图 11-30　术后复查骨盆 X 线

A. 骨盆正位；B. 出口位；C. 入口位

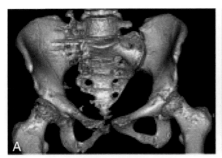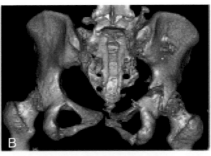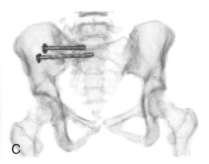

图 11-31 术后复查骨盆 CT

A. 前面；B. 后面；C. 透明像

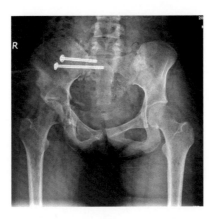

图 11-32 术后 6 个月 X 线

第12章 儿童和老年骨盆骨折

第一节 儿童骨盆骨折

儿童骨盆骨折多由交通事故、高处坠落等高能量损伤导致，文献报道儿童骨盆骨折仅占所有儿童骨折的 0.2% ～ 2%。儿童骨盆骨膜更厚、软骨更多，骶髂关节和耻骨联合处也更为坚韧，因此儿童骨盆比成人具有更大的弹性及延展性，能够吸收更大的暴力能量而不易骨折。

一、分型

儿童骨盆骨折的分型包括 Torode-Zieg 分型及 Tile 分型，Torode-Zieg 分型专用于儿童骨盆骨折的分型系统。

1. Ⅰ型 下肢及腹部肌肉在骨盆止点的撕脱性骨折，通常由体育运动时肌肉突然收缩导致。
2. Ⅱ型 髂骨翼骨折，通常由侧方的直接暴力引起，如行人被机动车撞伤。
3. Ⅲ型 简单的骨盆环骨折，包括耻骨支或耻骨联合断裂，但并未影响骶髂关节的稳定性。
4. Ⅳ型 为最严重的骨折类型，骨盆环不稳定，主要包括：双侧耻骨支骨折（骑跨伤）、前环损伤合并骶髂关节骨折脱位、合并髋臼骨折的骨盆损伤，Torode-Zieg Ⅰ、Ⅱ、Ⅲ型损伤对于骨盆环的稳定性并无太大影响，可视为稳定型骨折，而Ⅳ型骨盆骨折由于骨盆前后环均有损伤，为不稳定型骨折。

二、治疗

绝大多数学者建议对 Torode-Zieg Ⅰ、Ⅱ、Ⅲ型骨盆骨折及Ⅳ型损伤中的骑跨骨折（双侧耻骨上下支骨折）行非手术治疗。Torode-Zieg Ⅳ型骑跨骨折、骨盆骨折稳定性均较差，其治疗方式一直存在着较大的争议。传统的观点认为卧床休息、骨骼牵引、骨盆兜、髋人字石膏固定等非手术治疗就可以获得良好的疗效。不稳定儿童骨盆骨折行非手术治疗可引起功能性双下肢不等长、脊柱侧凸、腰骶部疼痛、骨盆畸形等后遗症，因此对儿童的耻骨联合分离和骶髂关节脱位必须解剖复位。

1. 手术入路 髂腹股沟入路、腹直肌外侧入路、Pfannenstiel 入路、Simpson 入路等，其中以髂腹股沟入路最为经典。

2. 固定方式

（1）前环主要是耻骨联合分离，微型钢板固定常用。

（2）后环中骶髂关节骨折脱位固定方式多样（图 12-1），但用多枚克氏针固定对骨骺损伤小，取易出，缺点是松动脱出率高，文献报道用克氏针固定骶髂关节骨折脱位再移位率达 50%。

（3）骶髂关节微型钢板固定效果较好，一般不对骨骺产生影响，但需要开放复位、二次取出，因组织粘连等可导致取出困难，血管神经损伤的风险高。

（4）骶髂螺钉固定的稳定性较强，较容易取出，可微创操作也可开放复位置入螺钉固定，但有损伤骶骨翼骨骺的风险，因儿童骨骼发育不成熟、骶髂螺钉通道较小，置入困难。

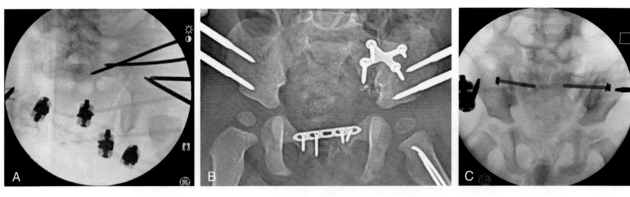

图 12-1　后环骶髂关节骨折脱位固定技术
A. 克氏针固定；B. 骶髂关节微型钢板固定；C. 骶髂螺钉固定

第二节　幼儿骨盆骨折

幼儿骨盆骨折发病率低，临床罕见。1～3 岁年龄段比其他年龄段儿童发病率相对较高。严重的幼儿骨盆骨折多为汽车辗压伤导致，耻骨联合分离、骶髂关节脱位较骨折多见，常合并会阴区软组织撕裂伤、四肢骨折等（图 12-2），临床处理缺乏统一的治疗指南，治疗相对困难。

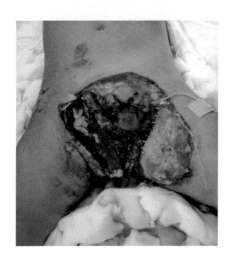

图 12-2　骨盆骨折合并会阴区软组织撕裂伤

对于骶髂关节脱位的治疗意见较为统一，但对后环骨折的手术入路、固定方式并不统一。能闭合复位的骶髂关节脱位尽量闭合复位、微创固定，难复性骶髂关节脱位应开放复位。经典髂腹股沟入路是劈开髂嵴的骨骺板，经髂骨内板骨膜下剥离显露至骶髂关节进行，其缺点：①劈开髂嵴的骨骺板后再缝合，对骨骺造成破坏，影响发育；②由于儿童骨膜较厚且髂骨翼的滋养孔丰富，骨膜下剥离导致出血增多，风险较大；③髂腹股沟入路从外侧显露，距离骶髂关节较远，显露不充分会影响骨折复位。腹直肌外侧入路相较于髂腹股沟入路具有很大的优势。樊仕才团队尝试用 4.0mm 空心钉固定骶髂关节稳定性较强，最长随访 4年，未发现骶髂发育异常，近期疗效较好，但远期效果还有待长时间、大宗病例随访。

【病例 1】

患儿女性，2 岁，以"汽车辗压致伤左侧腹盆部后疼痛、左髋外旋畸形 1 小时"急诊入当地医院抢救。骨盆 CT 扫描及三维重建（图 12-3）示：左骶髂关节完全前脱位，髂后上棘翻转至骶骨前，整个髂骨翼骨骺完全分离脱位，左耻骨上下支骨折、分离移位。诊断为骨盆骨折，收住 ICU 抢救，2 周后病情稳定转入骨科病房，伤后 25 天手术。

术前诊断：骨盆骨折（Torode-Zieg 分型：Ⅳ型）。

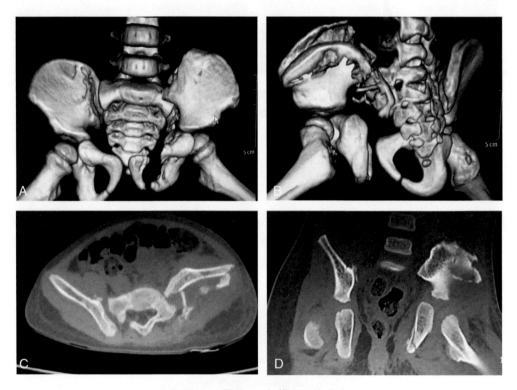

图 12-3　骨盆 CT 扫描及三维重建
A. 正面；B. 后侧面；C. 横断面；D. 冠状位

【病情特点及手术方式选择】

（一）病情特点
1. 左骶髂关节完全前脱位。
2. 髂骨翼骨骺完全分离。
3. 左耻骨上下支骨折分离。
4. 无下肢血管神经损伤症状。

根据 Torode-Zieg 分型为 Ⅳ型，患儿骨折后有强大的塑形能力，但对骶髂关节脱位、耻骨联合分离等类型损伤原则上应进行脱位解剖复位，患儿左侧骶髂关节脱位为罕见的完全前脱位，不恢复关节解剖对位将严重影响患儿发育，因此手术指征明确。

（二）手术方式选择
术前分析：①左侧骶髂关节前脱位的手术入路有髂腹股沟入路和腹直肌外侧入路，髂腹股沟入路偏外侧，显露骶髂关节内侧较困难而对骶骨关节前脱位复位更困难。腹直肌外侧入路在直视下复位骶髂关节脱位，复位相对容易且风险明显降低。复位后固定方式有：多枚克氏针、骶髂螺钉、外固定架等。由于克氏针容易松动脱出、失败率高，单纯外固定架固定稳定性欠缺，复位丢失率高，骶髂螺钉相对较粗可能影响骨骺发育，根据患儿具体情况可选择骶髂螺钉结合外固定架固定。②髂骨翼骨骺完全分离可行骨骺分离复位术，患儿伤后近 1 个月，骨痂生长明显，术中很难找到原始骨骺线，且移位严重，复位困难。③耻骨上下支骨折后环复位后前环基本能复位，可不行手术；如果术中影响后环复位，可对前环耻骨支进行分离松解。

综上所述，手术拟选择腹直肌外侧入路显露骶髂关节周围，在保护骶前神经血管前提下进行复位、骶髂螺钉固定、外固定架辅助维持稳定，耻骨支骨折及髂骨翼骨骺分离暂不予处理。

【手术过程】

1. 麻醉及体位：全身麻醉气管插管，平卧位消毒腹盆部、患侧髋及臀部，左下肢消毒包扎供术中牵引用。

2. 取左侧腹直肌外侧入路显露：沿脐与髂前上棘连线外 1/3 点至耻骨结节外侧（腹直肌止点外侧）为皮肤切口（约 5cm），依次切开皮肤、皮下组织，并在腹外斜肌腱膜外做少许潜行分离，全层切开腹壁肌肉达腹膜外。

3. 骨折显露：腹膜外通过腹直肌外侧入路中间窗进行显露完全前脱位的骶髂关节髂骨侧，沿髂骨侧骶髂关节面向内下方分离，找到髂外血管及腰骶干神经后加之标记保护，将神经血管牵拉向内侧，贴腰骶干外侧缘沿骶骨骨膜下向外侧显露至骶骨耳状面边缘骶髂关节处，完成骶髂关节周围显露（图 12-4）。

4. 关节脱位复位与固定：松解周围软组织，借助下肢牵引、骨膜剥离子伸入骶髂关节间隙进行向外撬拨，反复多次，直至髂骨的关节面回到原来解剖位置；正视下经皮向骶髂关节间隙内置入骶髂螺钉导针，导针位置理想后再置入骶骨侧，拧入直径 4.0mm 空心钉加压固定骶髂关节。活动髋关节见骨折块稳定，缝合伤口。再辅助骨盆外固定架加强稳定。

5. 患儿术后病情稳定，复查骨盆正位 X 线（图 12-5）示：骨折脱位复位满意，内固定位置良好，无并发症。术后 4 周复查见骨折复位维持良好，无骨折复位丢失及内固定松动发生，去除外固定支架，行骨盆 X 线（图 12-6）示：骨盆环结构基本正常，骶髂螺钉位置好，无松动脱出，开始下床行走。术后 2 个月返院复查见骨折脱位已经愈合，行走步态正常，取出左侧骶髂螺钉，术后 4 个月复查示骨折愈合良好，无骨折复位丢失（图 12-7）。术后 2 年复查，患儿身高发育正常，行走步态正常，X 线示检查及 CT 扫描三维重建（图 12-8）示：双侧髋关节发育正常，左侧髂骨翼较对侧明显变小（可能与髂骨翼骨骺分离有关），骶髂关节发育无明显异常，双侧臀纹对称（图 12-9）。术后 4 年随访时见患儿行走、跳跃正常，X 线（图 12-10）示双侧髋臼发育一致，双下肢等长，目前仍在继续随访中。

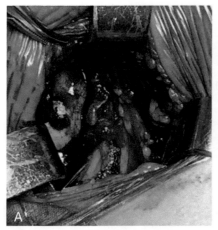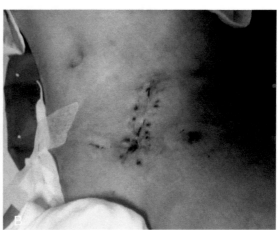

图 12-4 手术切口

A. 术中切口；B. 术后手术切口

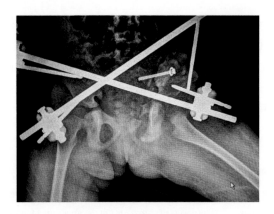

图 12-5　术后骨盆 X 线片

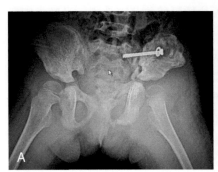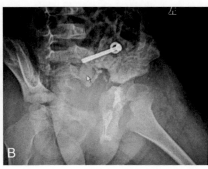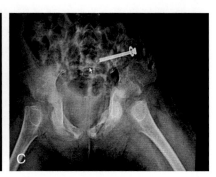

图 12-6　术后 4 周去除外固定支架
A. 骨盆正位；B. 左髂骨斜位；C. 入口位

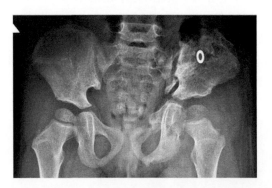

图 12-7　术后 4 个月骨折愈合良好

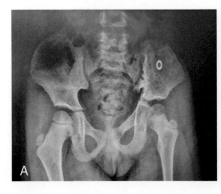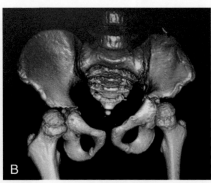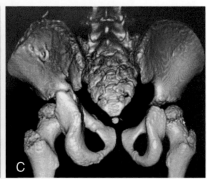

图 12-8　术后 2 年复查 X 线及 CT
A. 骨盆正位 X 线；B.CT 三维重建正面；C. 三维重建后面

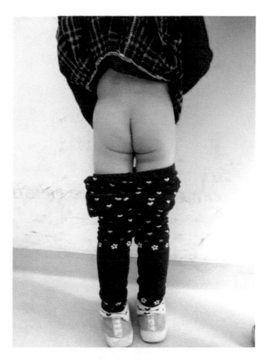

图 12-9　术后 2 年复查双侧臀纹对称

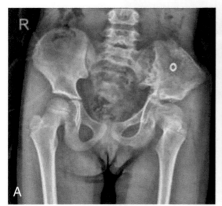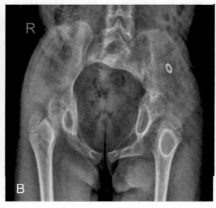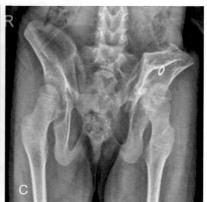

图 12-10　术后 4 年复查 X 线

A. 骨盆正位；B. 入口位；C. 出口位

【病例 2】

患儿女性，20 个月，以"汽车辗压致伤腹盆部后疼痛流血、左髋外旋畸形 1 小时"急诊入当地医院抢救。入院查体：左侧腹股沟区一约 15cm 长皮肤裂口延伸至会阴部，污染重；双侧骨盆明显不对称，双侧髂骨外翻，左髋部肿胀明显；双侧髋关节屈曲、外旋畸形，髋关节活动明显受限，双下肢不等长，足趾血供、感觉正常，活动好。行骨盆 X 线（图 12-11）及 CT 扫描及三维重建（图 12-12）示：右侧骶髂关节完全外、上脱位，失去关联；右侧髂骨新月形骨折，骶髂关节完全前上脱位，耻骨联合分离移位较远。诊断为骨盆骨折，收住 ICU 抢救并行左腹股沟区创口清创缝合术，伤口愈合良好（图 12-13），1 周后病情稳定转入我院，伤后第 10 天手术。

术前诊断：①骨盆骨折（Torode-Zieg 分型：Ⅳ型）；②左腹股沟皮肤裂伤。

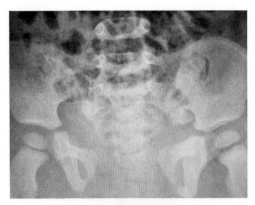

图 12-11　术前骨盆 X 线片

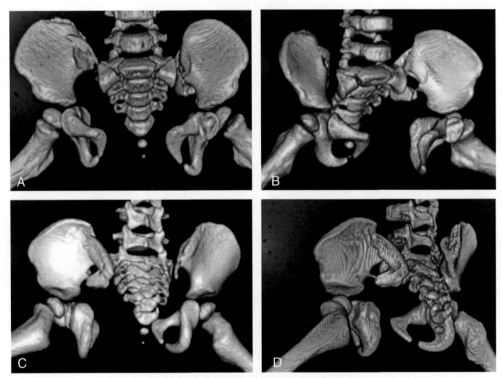

图 12-12　术前骨盆 CT 扫描及三维重建

A. 正面；B. 内侧面；C. 后面；D. 后侧面

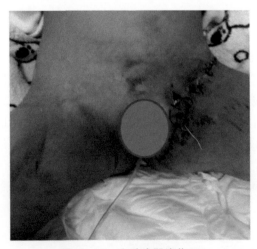

图 12-13　左髂腹股沟伤口

【病情特点与手术方式选择】

（一）病情特点

1. 右骶髂关节完全外、上脱位，骶骨与髂骨失去连接。

2. 左侧新月形骨盆骨折，骶髂关节完全前、上脱位。

3. 耻骨联合完全分离。

4. 无下肢血管神经损伤症状。

根据 Torode-Zieg 分型为 Ⅳ 型，患儿整个骨盆环完全骨折分离，3D 打印模型更清楚显示骨折情况（图 12-14），不恢复骨盆环的解剖对位将严重影响患儿发育，因此手术指征明确。

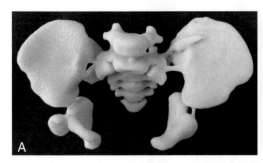
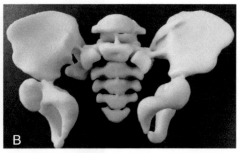

图 12-14　术前 3D 打印模型
A. 正面；B. 入口位

（二）手术方式选择

患儿双侧骶髂关节均骨折脱位，且移位程度较大，耻骨联合分离明显，整个骨盆几乎成平面形状，闭合复位的可能性小，后方入路可能无法完成骨盆环的垂直和旋转畸形纠正。术前分析：①右侧骶髂关节完全脱位，髂骨翼上移明显，手术方法有髂腹股沟入路进行脱位复位或腹直肌外侧入路显露复位；复位后固定方式有：多枚克氏针、骶髂螺钉、外固定架、骶髂前钢板等。克氏针容易松动脱出、失败率高，单纯外固定架固定稳定性欠缺，复位丢失率高，骶髂螺钉相对较粗可能影响骨骺发育，骶髂前钢板风险高，取出困难。根据患儿实际情况，可选择骶髂螺钉结合外固定架固定。②右侧骨盆新月形骨折，髂骨侧完全分离、前上移位；手术方法可同右侧处理。③耻骨联合分离必须复位，可选择钢板、螺钉固定。

手术方式拟选择双侧腹直肌外侧入路显露骶髂关节周围，在保护骶前神经血管前提下对双侧骶髂关节脱位进行复位，骶髂螺钉固定，耻骨联合行螺钉固定，外固定架辅助维持稳定。

【手术过程】

1. 麻醉及体位：全身麻醉气管插管，平卧位消毒腹盆部及双侧下肢，双下肢包扎备术中牵引用。

2. 左侧新月形骨折复位：左侧腹直肌外侧入路显露，在腹膜外通过中间窗进行显露完全骨折脱位的骶髂关节髂骨侧，沿髂骨侧骶髂关节面向内下方分离，找到髂外血管及腰骶干神经后加以标记保护，将神经血管牵拉向内侧，贴腰骶干外侧缘沿髂骨骨膜下向外侧显露至骶骨耳状面边缘骶髂关节处，完成骶髂关节周围显露，沿髂骨骨折线进行分离，游离骨折端，牵拉下肢并内旋转髂骨翼复位骶髂关节后，直视下置入 2 枚长 2.5mm 克氏针临时固定。

3. 右侧骶髂关节脱位复位固定：右侧腹直肌外侧入路显露骶髂关节，复位骶髂关节脱位后（过程同左侧），直视下置入 2 枚长 2.5mm 克氏针临时固定，通过双侧腹直肌外侧入路显露出耻骨结节，点状复位钳钳夹复位耻骨联合分离，透视观察骨折脱位复位情况（图 12-15），见骨盆环复位满意后在直视加透视下置入双侧 S_1 骶髂螺钉导针，位置满意后置入相应长度的 4.0mm 空心钉固定双侧后环，耻骨联合用 4.0mm 空心钉固定。活动双侧髋关节见骨盆环稳定，缝合伤口；辅助骨盆外固定架加强稳定。

4. 患儿术后病情稳定,无围术期并发症;复查骨盆X线(图12-16)及CT三维重建(图12-17)示:骨盆环骨折脱位复位满意,内固定位置良好。术后4周复查见骨折复位维持良好,无骨折复位丢失及内、外固定松动发生,去除外固定支架,行骨盆X线及CT三维重建(图12-18)显示骨盆环结构基本正常,骶髂螺钉位置好,无松动脱出,开始下床行走。术后3个月复查见骨折脱位已经愈合,行走步态正常,取出双侧骶髂螺钉及耻骨联合螺钉(图12-19),术后4个月复查示骨折愈合良好,无骨折复位丢失。术后1年(图12-20)、2年(图12-21)复查X线示检查显示双侧髋关节发育正常,患儿身高发育正常,行走步态正常,随访中。

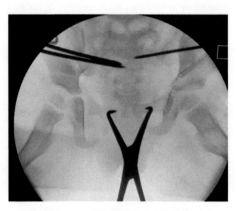

图 12-15　透视骨盆骨折脱位复位

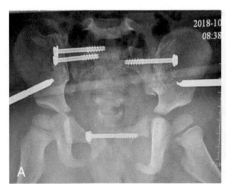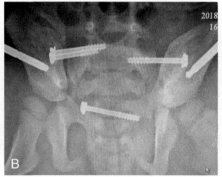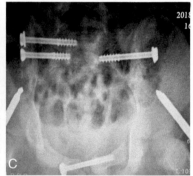

图 12-16　术后复查骨盆X线

A. 骨盆正位;B. 出口位;C. 入口位

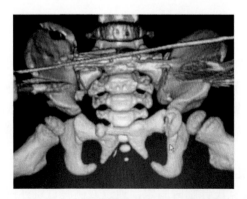

图 12-17　术后复查骨盆CT三维重建

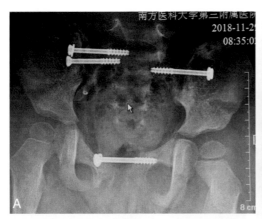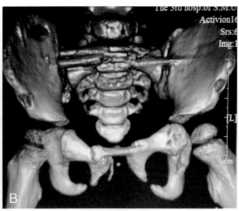

图 12-18　去除外固定支架后骨盆 X 线及 CT 三维重建
A. 骨盆正位 X 线片；B. 三维重建正面

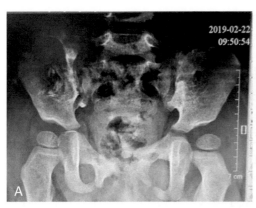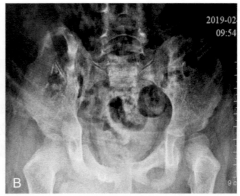

图 12-19　取出双侧骶髂螺钉及耻骨联合螺钉
A. 骨盆正位；B. 入口位

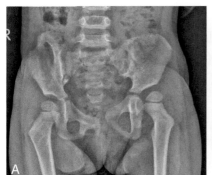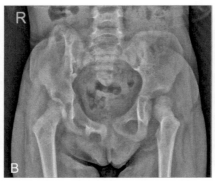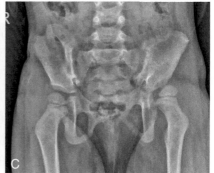

图 12-20　术后 1 年复查 X 线
A. 骨盆正位；B. 入口位；C. 出口位

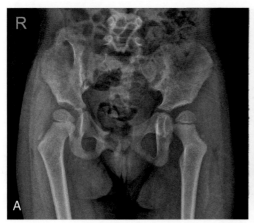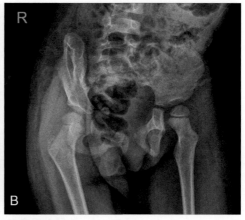

图 12-21　术后 2 年复查 X 线
A. 骨盆正位；B. 右闭孔斜位

【经验与体会】

（一）儿童骨盆骨折特点

儿童骨盆骨折通常由高能量损伤导致；由于儿童骨盆关节松弛，皮质骨多孔且骨膜较厚，骶髂复合体韧带强度大，骨生长具有自身塑形性，使儿童骨盆骨折不同于成人。小于 16 岁的骨折均划分为儿童骨折，学龄儿童骨骼发育相对成熟，可参照成人骨盆骨折处理，幼儿骨骺发育不全，处理方式不同于学龄儿童。严重骨盆骨折（Tile C 型、Torode-Zieg Ⅳ型）多为交通伤及高处坠落伤所致，多合并胸腹多脏器损伤、四肢多发骨折、创伤性休克等。由于伤情较重，大多数医院没有早期处理骨盆骨折的条件和能力，待病情稳定时已形成陈旧性骨盆骨折，手术治疗的难度增加，当患儿发生严重骨盆骨折时应尽早联系有能力处理骨盆骨折的医院进行早期手术。儿童骨盆骨折的发生率低于成人，陈伟等报道儿童骨盆骨折仅占全部骨盆骨折的 5.4%，占同期骨关节损伤的 1.1%，占骨盆和髋臼损伤、下肢损伤的 4.7%；幼儿骨盆骨折的发生率更低。由于幼儿严重骨盆骨折文献报道不多，手术入路、复位方式、固定方法迥异，因此目前对幼儿骨盆骨折的手术指征、固定方式尚无统一定论，手术难度大、手术风险高，且手术疗效存在较大不确定性。

（二）儿童骨盆骨折后环损伤的手术入路选择和固定方式

儿童严重骨盆骨折均伴后环的骨折脱位，手术难点是后环的复位与固定。传统的手术入路有髂腹股沟入路、Gibson 入路、Simpson 入路等，但鲜见对各入路的手术适应证、优缺点等的描述。腹直肌外侧入路的体表投影正对骶髂关节，通过腹膜后间隙显露骶髂关节较直接和方便，不涉及髂骨翼骨骺、不剥离骨膜，通过髂腰肌与髂外血管间隙显露，并能清楚显露骶骨耳状面内侧的腰骶干神经，便于术中显露、保护神经和血管，手术安全性明显提高。腹直肌外侧入路较髂腹股沟入路在减少显露时间、术中出血、减小手术创伤等均有较大优势，尤其是骨折复位更为直接，对骶髂关节前脱位也能顺利完成复位。

儿童骨质的特殊性决定了固定的特殊性：一方面骨质较软，任何固定方式的稳定相对较差；另一方面骶髂关节周围的骨骺可能对骨骼发育造成影响，因此在内固定选择上应慎重。文献报道对儿童骶髂关节周围骨折脱位固定方式，有多枚克氏针、骶髂前微型钢板、骶髂螺钉等，对各种固定方式的优缺点也鲜有文献报道，而对幼儿骨盆骨折的报道更少见。笔者体会克氏针固定相对简单，可能对骨骺损伤小，但稳定性差，内固定易失效，易发生骨折再移位；但取出容易，损伤小；微型钢板固定稳定性较好，但放置较为困难，且损伤腰骶干神经的风险高，骨折愈合后取出时创伤大，由于瘢痕粘连等原因，血管神经损伤概率较高；骶髂螺钉固定稳定性较好，骶髂关节脱位分离时可直视下置入 4.0mm 空心钉导针，置入方便，取出时创伤小，没有副损伤，但幼儿骶 1 椎体较小，螺钉置入空间有限，同时置入骶髂螺钉时要透视，儿童骨骼钙化不足，对透视条件要求高，因此置入骶髂螺钉有一定风险，同时螺纹损伤骶骨骺可能影响骨骼发育。虽然儿童骨盆有较强的再塑形能力，非手术治疗的长期结果满意，但对于明显移位的严重骨盆骨折应积极手术治疗，幼儿由于体重轻、血容量小，少量出血会影响血流动力学，术前要做充分准备，备足血、术中常规使用自体血回输机；术中操作要轻柔，避免大范围剥离软组织，手术时间尽量缩短。腹直肌外侧入路显露骶髂关节周围方便、快捷，创伤小，能直视下复位固定骨折，处理儿童严重骨盆骨折有一定的优势；相对于多枚克氏针、微型钢板固定，骶髂螺钉固定稳定性更好、取出更方便，可能是不错的选择。

第三节　青少年骨盆骨折

青少年骨盆结构特点与幼儿相似，骨质较软、骨膜厚，较难发生骨折，因此青少年骨盆骨折均为高能量损伤。青少年骨盆发育接近成年人，对骨折的处理更接近成人。

【病例】

患儿女性，13 岁，以"汽车辗压致伤腹盆部后疼痛、右髋外旋畸形 4 天"转我院。入院查体：骨盆外观畸形，左侧髋、大腿上段、腰背部皮肤挫伤成脱套伤，骨盆挤压、分离试验（＋），右下肢短缩约 1cm，右足背伸不能，足背感觉麻木。骨盆 CT 扫描及三维重建（图 12-22）示：双侧骶髂关节损伤，右侧骶骨 Denis Ⅰ区骨折，骨折端压缩向后嵌入骶管（图 12-23）；左侧耻骨上下支骨折并耻骨联合分离；腰骶丛 MRN（图 12-24）示腰骶干于骶骨翼前方明显受压。于伤后 7 天手术。

术前诊断：①骨盆骨折（Torode-Zieg 分型 Ⅳ 型；Tile C2 型）；②左侧髋部、腰骶部 MLL 损伤；③右侧腰骶干完全损伤。

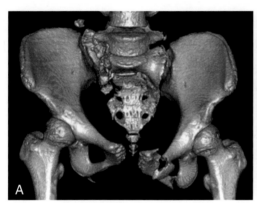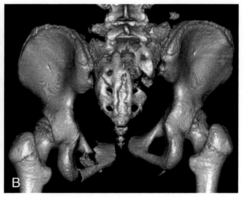

图 12-22　术前骨盆 CT 三维重建

A. 前面；B. 后面

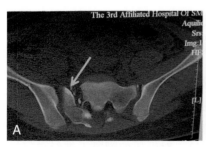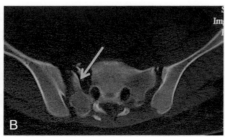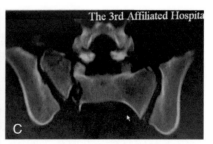

图 12-23　骨盆 CT 扫描及三维重建

A、B 横断面；C. 冠状位

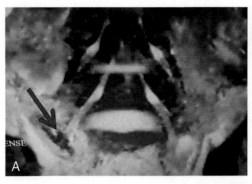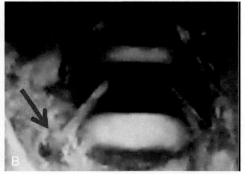

图 12-24　术前腰骶丛 MRN

【病情特点及手术方式选择】

（一）病情特点

1. 左骶髂关节脱位。

2. 右骶髂关节脱位并骶骨 Denis Ⅰ区骨折。

3. 左耻骨上下支骨折分离，耻骨联合分离。

4. 右侧腰骶干神经损伤症状。

5. 左侧髋部、腰骶部 MLL 损伤。根据 Torode-Zieg 分型为 Ⅳ 型，骶髂关节脱位、耻骨联合分离等类型损伤治疗原则是解剖复位，患儿有右侧腰骶干神经损伤应行手术探查，手术指征明确。

（二）手术方式选择

术前分析：①左侧骶髂关节脱位，移位不明显，且合并左侧髋部、腰骶部 MLL 损伤，只能选择闭合复位、骶髂螺钉固定。②右侧骶髂关节脱位合并骶骨翼骨折、腰骶干神经损伤，手术入路有髂腹股沟入路和腹直肌外侧入路。髂腹股沟入路偏外侧，显露骶髂关节内侧较困难，骶骨翼骨折复位更为困难，腹直肌外侧入路直视下复位骶髂关节脱位及骶骨翼骨折，复位相对容易且风险明显降低。复位后固定方式有骶髂螺钉、骶前钢板等。③耻骨联合分离、耻骨上下支骨折：后环复位后前环基本能复位，可行 INFIX 架固定。

综上所述，手术拟选择右腹直肌外侧入路显露骶髂关节周围，在探查松解腰骶干神经的同时对骶髂关节脱位、骶骨翼骨折进行复位，骶髂螺钉固定；左侧骶髂关节脱位闭合复位、骶髂螺钉固定；前环 INFIX 架固定。

【手术过程】

1. 麻醉及体位：全身麻醉气管插管，平卧位消毒腹盆部、患侧髋及臀部，右下肢消毒包扎供术中牵引用。

2. 右侧腹直肌外侧入路显露：在腹膜外通过腹直肌外侧入路中间窗进行显露骶髂关节，沿骶髂关节面向内下方分离，找到髂外血管及腰骶干神经，见腰骶干神经损伤严重，骨折上移及内翻挤压严重，腰骶干神经明显水肿。

3. 复位与固定：松解周围软组织后安装 Starr 架，借助 Starr 架右下肢牵引、骨膜剥离子伸入骶骨翼骨折隙进行向外撬拨，骨盆环恢复正常轮廓（图 12-25）；将骶骨翼骨块用小螺钉临时固定在髂骨上，经皮置入骶髂螺钉导针，导针位置理想后拧入直径 7.3mm 空心钉加压固定骶髂关节；同样置入左侧 S_1 骶髂螺钉固定左侧骶髂关节脱位（图 12-26）；取出临时固定骶骨翼骨块的小螺钉，对受压的腰骶干神经进行松解（图 12-27）。透视见前环耻骨联合分离、左侧耻骨支骨折已复位，INFIX 架固定前环。手术时长 120 分钟，术中出血 200ml，手术切口 6cm（图 12-28）。

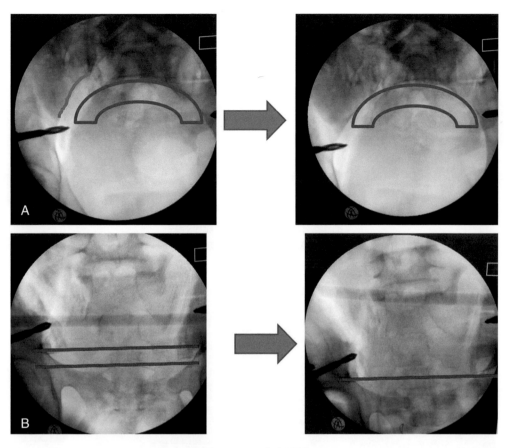

图 12-25 **术中透视**

A；骨盆入口位，右侧骶骨基本复位；B.骨盆出口位，右侧骶骨基本复位

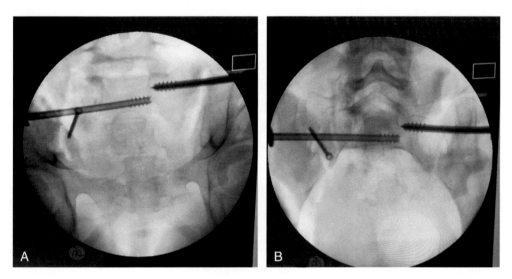

图 12-26 **术中透视**

A.出口位；B.入口位

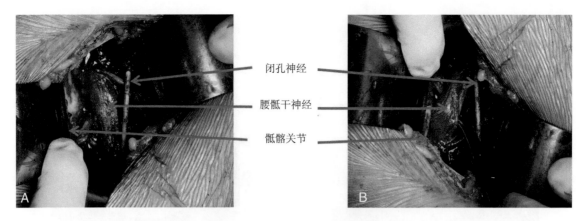

闭孔神经

腰骶干神经

骶髂关节

图 12-27　松解受压的腰骶干神经

A. 松解前；B. 松解后

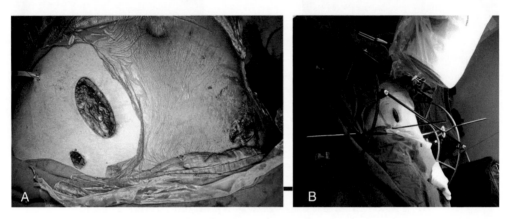

图 12-28　手术切口

A, 手术切口；B.Starr 架固定时入口

4. 患儿术后病情稳定，复查骨盆 X 线（图 12-29）及 CT 三维重建（图 12-30）示：骨折脱位复位满意，内固定位置良好，无并发症。术后 4 周复查见骨折复位维持良好，无骨折复位丢失及内固定松动发生，开始下床行走。术后 3 个月复查见骨折脱位已经愈合，行走步态正常，取出 INFIX 架（图 12-31）。术后 1 年复查，患儿身高发育正常，右下肢神经症状完全恢复，行走步态正常，取出双侧骶髂螺钉（图 12-32）。

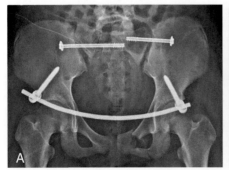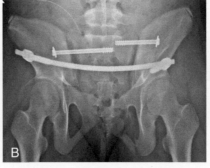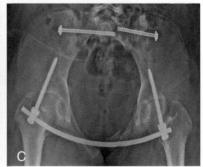

图 12-29　术后复查骨盆 X 线

A. 骨盆正位；B 出口位；C. 入口位

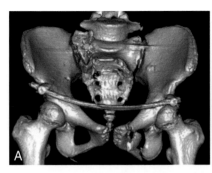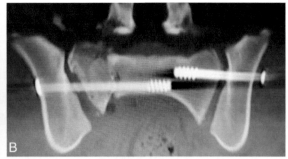

图 12-30　术后复查骨盆 CT 三维重建

A. 正面；B 冠状位

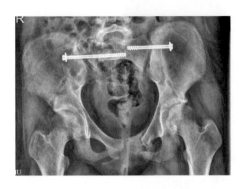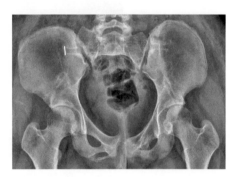

图 12-31　术后 3 个月复查骨盆 X 线　　　　　图 12-32　术后 1 年复查骨盆 X 线

第四节　老年骨盆骨折

　　老年骨盆骨折的主要特点：①多为低能量损伤。由于老年人骨骼中钙流失，骨质疏松明显，骨的脆性明显增加，较轻的暴力可能造成骨盆严重粉碎骨折。②老年骨盆骨折以前环骨折为主，骨质对螺钉的把持力不够，术中、术后容易出现螺钉松动、内固定失效等并发症。③老年患者由于血管弹性差、凝血功能障碍等，发生骨折后骶前静脉丛和骨折断面出血较多，部分患者因合并内科疾病长期服用抗凝血药物，发生骨折及手术时会增加出血。因血管弹性回缩能力减退出现出血时，骶前静脉丛出血量可明显增加。电凝止血效果差。④老年患者合并内科疾病较多，手术风险明显增大。⑤高龄患者血流缓慢，骨折后患侧下肢制动增加了深静脉血栓的发生，手术时对血管牵拉可引发血管内膜损伤，也加重了深静脉血栓的发生。

　　Wagner 等将老年骨盆脆性骨折（FFP）分成 4 型。

　　FFP Ⅰ型：约占全部骨折的 17.5%。患者仅有前环损伤而无后环损伤，最典型者为耻骨上下支骨折，而耻骨骨折和耻骨联合也可能不稳定。FFP Ⅰ型又分成 2 个亚型，Ⅰa 型为单侧骨折，Ⅰb 型为双侧骨折。

　　FFP Ⅱ型：在老年骨盆骨折中超过 50%。可细分成 3 个亚型：①Ⅱa 型，单一后环骨折无移位；②Ⅱb 型，骶骨前缘压缩骨折合并前环骨折；③Ⅱc 型，骶骨翼、骶髂关节或髂骨后部骨折合并前环骨折。整体上 FFPII 型的稳定性不如 FFP Ⅰ型。

　　FFP Ⅲ型：单侧后环骨折移位，伴前环损伤，约占所有骨折的 11% 分为 3 个亚型：①Ⅲa 型为髂骨骨折移位；②Ⅲb 型为有移位的骶髂关节骨折脱位；③Ⅲc 型为骶骨骨折移位。

　　FFP Ⅳ型：双侧后环骨折移位，类似于Ⅰ型，约占全部骨折的 19.2%，分为 3 个亚型：①Ⅳa 型，有移位的双侧髂骨或骶髂关节损伤；②Ⅳb 型，腰骨盆分离，伴有双侧骶骨翼垂直骨折，中间有骨块相连（U 形或 H 形骶骨骨折）；③Ⅳc 型，后环不稳定的各种不同损伤的复合。

　　老年骨盆骨折的治疗目前还处于探索阶段，稳定骨折多采用非手术治疗，如需手术，则主要为经皮螺钉固定技术，但失败率较高，最终治疗方案取决于骨折类型、患者全身情况等。

【病例】

患者女性，81岁，"摔倒致右侧腹盆部后疼痛、右下肢活动困难1天"入院。查体：骨盆外观畸形，骨盆挤压、分离试验（+），右下肢短缩约1cm，运动、感觉正常。骨盆正位X线（图12-33）及CT扫描及三维重建（图12-34）示右侧髂骨骨折，骨折线自坐骨大孔延伸至髂骨翼，髂骨外旋，右侧耻骨上下支骨折。于伤后7天手术。

术前诊断：骨盆骨折（Tile C1.1型）。

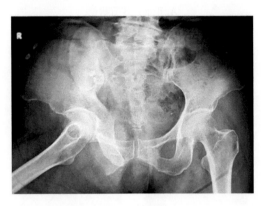

图12-33　骨盆正位X线片

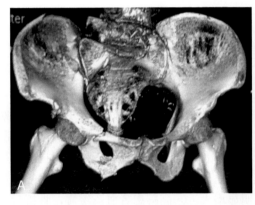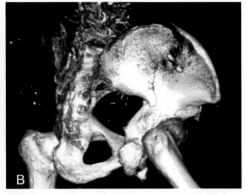

图12-34　骨盆CT扫描及三维重建
A.正面；B.后侧面

【病情特点及手术方式选择】

（一）病情特点

1.右骶髂关节下方髂骨骨折，外旋移位。

2.右耻骨上下支骨折。

患者为老年女性，骨质疏松严重，骨盆骨折有旋转移位，骨盆环严重不稳，因此手术指征明确。

（二）手术方式选择

术前分析：①右侧髂骨骨折并外旋不稳定，可选择闭合复位、LC-2通道螺钉固定，但骨质疏松严重，LC-2螺钉可能稳定性不足；②右侧耻骨上下支骨折移位，可选择闭合复位前柱螺钉固定，但骨质疏松可能影响螺钉的稳定性。手术拟选择右腹直肌外侧入路显露，复位骶髂关节下方髂骨骨折和耻骨支骨折，采用重建钢板固定。

【手术过程】

1. 麻醉及体位：全身麻醉气管插管，平卧位消毒腹盆部、患侧髋及臀部，右下肢消毒包扎供术中牵引用。

2. 右侧腹直肌外侧入路显露：在腹膜外通过腹直肌外侧入路中间窗进行显露骶髂关节下方髂骨骨折处，内侧窗显露骨折，清理骨折端。

3. 复位与固定：松解周围软组织后，通过下肢牵引辅助复位，髂骨骨折复位后，沿骶髂关节外侧放置重建钢板固定后环骨折，耻骨支骨折于真骨盆缘上方和内侧各放置一块重建钢板固定。

4. 患者术后病情稳定，复查骨盆 X 线（图 12-35）示骨折脱位复位满意，内固定位置良好，无并发症。术后 4 周复查见骨折复位维持良好，无骨折复位丢失及内固定松动发生，开始下床行走。术后 3 个月复查见骨折脱位已经愈合，行走步态正常，无骨折复位再移位。

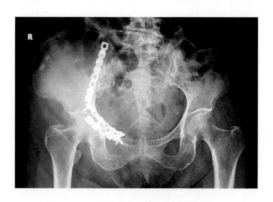

图 12-35　术后复查骨盆正位 X 线

【经验与体会】

老年骨盆骨折多为脆性骨折，骨折愈合时间长，术后内固定松动发生率高。老年骨盆骨折最好直视下对骨折进行显露、复位、固定。螺钉钳加压复位、螺钉提拉复位、复位钳钳夹复位等方式对老年脆性骨折不适用，可增加医源性骨折风险；手术入路应选择能直视下显露腹直肌外侧入路或腹直肌旁入路，手术显露时间短、创伤小，能直视整个半骨盆环，有利于骨折的复位和固定。老年脆性骨折因骨质松而脆，弹性模量小，加之目前国产钢板均较硬，因此在安装钢板前必须复位后对钢板精确塑形，如钢板与骨面不贴合置入螺钉后将导致骨折再移位；骨质脆性大，对螺钉的把持力弱，螺钉必须通过双侧皮质，置入螺钉前一定要注意螺钉的置入方向、精确测量螺钉的长度，螺钉基本只有一次置入的机会，反复调整则固定失效；对单个骨块的固定建议选择螺钉通过短钢板孔进行固定，避免直接用螺钉固定。由于老年骨盆骨折愈合时间长，且容易发生松动，因此骨盆前后环均发生骨折后，建议对前后环都进行解剖复位、坚强固定；钢板固定要优于螺钉固定，建议使用钢板固定。

第13章　陈旧性骨盆骨折

陈旧性骨盆骨折的发生是由于某些因素使患者错过治疗的最佳时机而引起的。医源性损伤、内固定失败、复位丢失或未经系统治疗的多发伤也是陈旧性骨盆骨折发生的重要原因。当患者就诊时可能已经出现骨不连、畸形愈合、顽固性疼痛、下肢不等长、步态丢失、坐姿不平衡、神经功能障碍、胃肠道功能障碍和泌尿生殖系统功能障碍等。陈旧性骨盆骨折的治疗不同于新鲜骨盆骨折、四肢陈旧性骨折，手术方式无统一规范标准，应对每个患者制订个性化诊疗方案。

陈旧性骨盆骨折手术治疗目的是纠正骨盆环的旋转畸形，恢复下肢的长度并促进骨折处愈合，使患者尽早恢复社会劳动能力。骨盆截骨常用手术入路主要有髂腹股沟入路、骶髂关节后方入路等，但这些手术入路均不能直视下对畸形愈合部位进行截骨，有手术中出血、血管神经损伤的风险；由于移位性陈旧性骨盆骨折周围软组织挛缩严重，即使截骨成功骨块也难复位。陈旧性骨盆骨折畸形愈合或不愈合手术的关键在于截骨平面的选择、软组织松解、血管神经的保护、垂直及旋转移位的矫正、出血控制和骨折固定等。

对于垂直和（或）旋转移位的陈旧性 Tile C 型骨盆骨折，传统的手术方法是前后联合入路截骨，采用"前—后—前"或"后—前—后"的顺序进行显露、截骨、松解、固定，纠正骨盆环畸形。这种手术方式存在下述缺点：①手术创伤大，时间长、出血多；②术中多次变换体位消毒，感染风险增加，不便于麻醉管理；③通过腰髂撑开复位程度有限，难以达到满意复位效果；④虽然是前后联合入路手术，但术中不能前后兼顾复位，尤其对骨盆环的旋转移位较难判断，影响手术效果；⑤多为后方截骨，损伤前方血管、神经的风险极高；⑥腰髂固定牺牲腰骶椎活动功能，增加手术并发症。

本章分享几个不同骨折类型的陈旧性骨盆病例，均采取腹直肌外侧入路显露，设计不同的个性化截骨方案，供临床骨科医生借鉴。

第一节　陈旧性新月形骨盆骨折

新月形骨盆骨折指累及骶髂关节的髂骨骨折，由于骨折线不涉及骶骨及髋臼，因此不涉及神经损伤及髋臼的矫正，手术只解决骨盆的垂直、旋转移位即可；截骨区域涉及髂骨翼及耻骨支，一般单一前方入路能完成截骨矫形和固定。

【病例】

患者男性，51岁，以"重物砸伤致骨盆畸形、活动受限2个月"入院。患者入院2个月前被倒塌的墙面砸伤髋、腹盆及胸部，伤后休克，急送当地医院并予以补液、输血、止血等对症治疗，诊断为"多发伤失血性休克；骨盆粉碎性骨折；腰椎骨折；会阴撕裂、尿道损伤；脾破裂、腹腔积液；左侧多发肋骨骨折（5、6、9、10肋）；肠道损伤"，因大面积小肠坏死、回肠多处破裂及急性腹膜炎，急诊在全身麻醉下行"骨盆骨折闭合复位外固定架固定术＋剖腹探查＋坏死小肠切除＋肠系膜切除＋肠单腔造口术＋腹腔冲洗引流术"。术后予以肠外营养、输液、抗感染等治疗，病情逐渐稳定，为治疗骨盆骨折来我院。查体：消瘦，重度营养不良，皮下脂肪菲薄，腹部凹陷呈舟状腹，腹中部可见一长约 20cm 的纵行手术切口瘢痕，愈合良好，右中腹部可见小肠单腔造瘘口；骨盆前方组合式外固定架固定良好，针道未见明显红肿、渗液及流脓，左侧骶髂关节后方压痛（+），双侧股四头肌及胫前、胫后肌肉重度萎缩，左下肢髂腰肌肌力Ⅰ级，右下肢髂腰肌肌力Ⅱ级，余肌力均Ⅰ级，双下肢不等长（脐踝线测量：右下肢长 92cm，左下肢长 89cm），双下肢感觉及血供良好，四肢关节活动无异常。行骨盆 X 线（图 13-1）及 CT 扫描三维重建（图 13-2）示左侧骨盆内翻，骶髂关节外侧陈旧性骨折，耻骨联合呈上下错位，双侧耻骨上下支骨折；外观照（图 13-3）示腹部呈舟状腹、重度营养不良。

　　术前诊断：①骨盆陈旧性骨折畸形愈合（Tile C3.2 型）；②小肠造瘘术后；③尿道断裂；④重度营养不良。

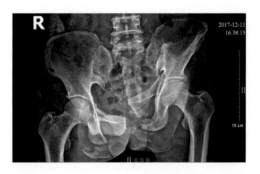

图 13-1　术前骨盆 X 线片

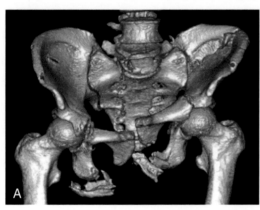 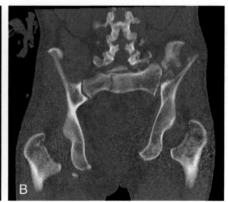

图 13-2　术前骨盆 CT 扫描三维重建
A. 正面；B. 冠状位

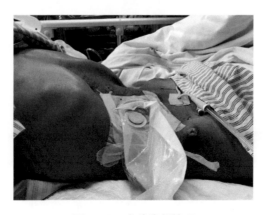

图 13-3　术前腹部情况

【病情特点及手术方式选择】

（一）病情特点

1. 病程 2 个月，坐、立困难，伤后一直卧床，双下肢肌肉萎缩。

2. 左侧骨盆新月形骨折，向内上移位致双下肢不等长。

3. 空肠造口术后，严重营养不良，舟状腹，造瘘口影响手术切口。

结合病史、查体及影像学表现，患者诊断明确，非手术治疗无效，手术指征明确。

（二）手术方式选择

分析患者目前不能坐立行的原因：①左侧新月形骨折畸形愈合，髂骨侧上移较大，左侧骨盆上移致脐踝线不等长；②双侧耻骨上下支骨折且耻骨联合上下移位，前环不稳定；③因骨盆环不稳定，双下肢活动后疼痛，缺乏功能锻炼及空肠造口后营养吸收障碍致双下肢肌肉萎缩；④右侧耻骨下支骨折后完全移位，坐骨支缺乏支撑，长期坐易引起坐骨骨折。

腹直肌外侧入路显露骨折部位，于原骨折位置截骨，后安装骨盆随意复位架将右侧半骨盆固定在手术床上，左侧借股骨髁上牵引、LC-2 螺纹针牵引，对骨折最大限度复位后钢板及螺钉固定。经 Stoppa 入路复位双侧耻骨上支及耻骨联合后使用骨盆前环多段骨折钢板及螺钉固定。为避免患者日后出现坐骨骨折，将完全移位的耻骨下支骨折复位后小钢板及螺钉固定。

【手术过程】

手术在全身麻醉、平卧位下进行，行左股骨髁上牵引后连接牵引床。安装骨盆随意复位架，将右侧骨盆固定手术床上。Stoppa 入路显露耻骨联合并予以松解，左侧腹直肌外侧入路，显露骶髂关节后寻找原始骨折线，用骨刀沿原骨折线将左侧半骨盆截断，左侧牵拉复位；见长度恢复后用随意复位架的复位工具提拉复位骶髂关节前后移位，见复位满意后钢板及螺钉固定。Stoppa 入路复位双侧耻骨上支及耻骨联合，复位满意后钢板及螺钉固定，第一次手术结束。复查骨盆正位 X 线及骨盆 CT 扫描三维重建（图 13-4）示：骨盆环轮廓恢复，右侧耻骨下支及坐骨支移位明显。为避免患者日后出现坐骨支骨折，于是在术后第 7 天再次行右侧耻骨下支骨折切开复位内固定术，术后复查骨盆 X 线（图 13-5）。

患者术后恢复尚可，术后 3 个月（图 13-6）能扶拐下床行走，第 6 个月复查时骨折基本愈合，内固定无松动，无骨折复位丢失；双下肢肌力恢复正常，能正常弯腰、下蹲等，行走基本正常。术后 1 年基本恢复正常生活，能进行轻体力劳动，复查 X 线（图 13-7）示骨折愈合。术后 2 年患者完全恢复劳动能力，外院复查骨盆 X 线示骨盆畸形截骨矫形后骨折完全愈合。

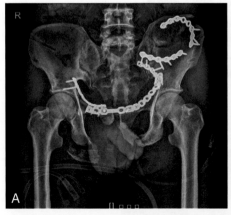
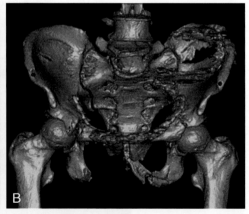

图 13-4　第一次术后骨盆 X 线及 CT 三维重建

A. 骨盆正位 X 线；B. 骨盆 CT 扫描三维重建

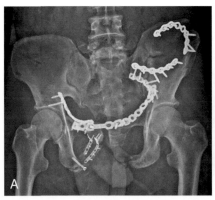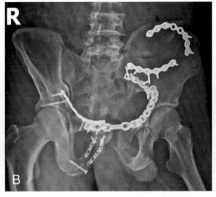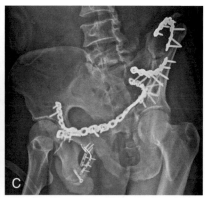

图 13-5　术后 1 周骨盆 X 线
A. 骨盆正位；B. 左髂骨斜位；C. 左闭孔斜位

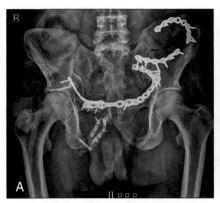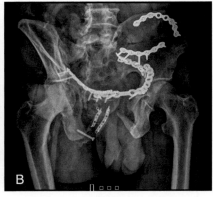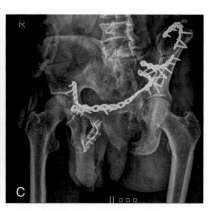

图 13-6　术后 3 个月骨盆 X 线片
A. 骨盆正位；B. 左髂骨斜位；C. 左闭孔斜位

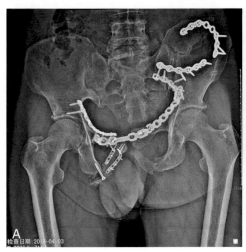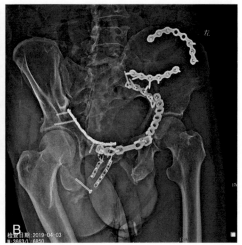

图 13-7　术后 1 年骨盆 X 线片
A. 骨盆正位；B. 左髂骨斜位

【经验与体会】

　　陈旧性骨盆骨折的患者临床表现均不一样，涉及骨折部位、移位程度、患者临床表现等多方面因素，因此手术方式的选择应权衡多方面因素综合考虑。手术目的以解决患者诉求为原则，而不是追求影像学的完美，手术实施与否要结合患者的诉求和术者的能力。陈旧性骨盆截骨矫形并无手术定式，要结合骨折，部位、畸形程度、截骨部位周围解剖结构等，最关键的是术者对截骨方式的掌握程度，切不可抱有试试的态度。尽量选择操作简单、创伤小、手术风险小的手术方式，达到手术效果，不能因追求完美而选择创伤大、操作复杂、出血多的手术方式。本病例可选择前后环联合截骨术，但创伤相对较大、风险高，通过简单的前环截骨、持续撑开就能达到满意的手术效果。因此，一定要做好截骨部位、固定方式的选取等术前准备，运用 3D 打印技术体外模拟截骨手术对手术有较大帮助。

第二节　髋臼周围旋转截骨矫形

【病例】

患者男性，32 岁，以"叉车撞伤腹盆部后行走困难、大小便功能障碍 3 年余"入院。患者 3 年前被叉车撞伤腹盆部，诊断为：①左侧骨盆开放粉碎性骨折合并骶丛神经损伤；②肠破裂；③尿道断裂；④会阴部软组织广泛撕裂伤。伤后辗转多家医院就诊，因骨盆畸形及左小腿无力、坐立行走困难来我院。入院查体：肛门、会阴周围瘢痕组织增生，肛门括约肌无收缩；左侧腹部可见肠造瘘口。双侧骨盆不对称，左髂前上棘明显低于右侧，左髂骨内旋，左髋关节连同坐骨结节外旋明显，左坐骨结节明显向外、向后突出，只能以左坐骨结节支撑坐立；左下肢较右侧延长 2cm，左膝以下运动、感觉消失，伸膝功能正常。行骨盆 X 线（图 13-8）及 CT 扫描三维重建（图 13-9）示：左侧骶髂关节周围陈旧性骨折，耻骨联合呈上下错位，左耻骨支连骨左坐骨支明显向后、外分离移位，双侧骨盆环严重不对称；骶丛神经 MRI 检查重建（图 13-10）未发现左侧腰骶干及 S_1、S_2 神经根损伤，骶管内马尾神经完好。

术前诊断：①骨盆陈旧性骨折畸形愈合；②结肠造瘘术后；③尿道断裂修复术后；④左侧坐骨神经完全性损伤；⑤肛门括约肌功能丧失。

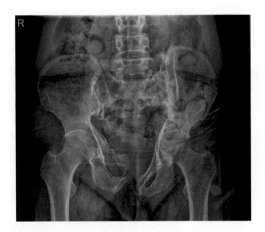
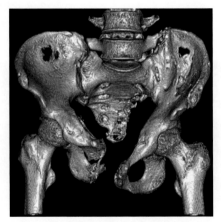

图 13-8　术前骨盆 X 线片　　　　图 13-9　术前骨盆 CT 扫描三维重建

【病情特点及手术方式选择】

（一）病情特点

1. 病程 3 年多，坐立困难，扶拐行走也困难。

2. 左下肢延长 2cm，左膝以远运动感觉完全丧失。

3. 耻骨联合处压痛明显，骨盆分离试验（+），可触及坐骨结节明显后外突出。

4. 结肠造瘘术后，肛门括约肌功能丧失。

5. 影像学示左侧骨盆严重旋转畸形，左侧骶髂关节周围陈旧性骨折畸形愈合，耻骨联合上下分离移位，左耻骨联合、坐骨结节明显后外旋转，左坐骨结节较右侧高 5cm。

结合病史、查体及影像学表现，该患者诊断明确，手术指征明确。

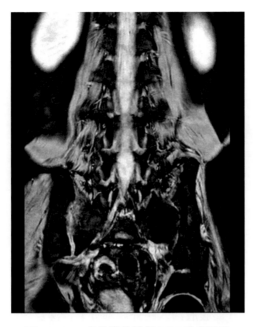

图 13-10　术前骶丛神经 MRI 检查重建

（二）手术方式选择

术前分析：①患者伤时无骶管马尾损伤，会阴、肛门周围软组织损伤，骨盆骨折合并尿道、肠道损伤；②患者伤后 3 年，左膝以远运动感觉功能完全丧失，表现为坐骨神经完全损伤，分析受伤时影像资料和病史，患者应是左侧骶髂关节周围开放性骨折，合并严重感染，神经损伤部位在盆腔内，可能由于感染反复清创，已清除了神经组织；③患者不能站立和行走的原因考虑为骨盆严重变形、双侧髋关节不在同一冠状位、左侧坐骨严重后外旋转并向后外上移 5cm 导致。经仔细分析骨盆 3D 打印模型，可通过截骨矫形纠正骨盆畸形，骨盆环畸形矫正后有利于尿道功能的恢复、肛门重建。经与患者及家属沟通，患者同意行骨盆截骨矫形手术

3D 打印 1 ：1 骨折模型（图 13-11），根据骨折畸形状况选择截骨平面经髋臼上方 V 形截骨，前环耻骨联合松解，左侧半髋完全截断后，通过旋转、提拉对左侧髂骨、坐骨旋转进行矫正，耻骨联合、髋臼截处分别用钢板、螺钉固定（图 13-12），将预置折弯好的钢板、螺钉进行消毒。术前常规备血、术中自体血回输机等；手术切口拟行耻骨联合上方 Pfannenstiel 切口联合髂腹股沟入路皮肤切口外侧部分，深部显露用左侧腹直肌外侧入路（左侧腹部有肠造瘘口）。

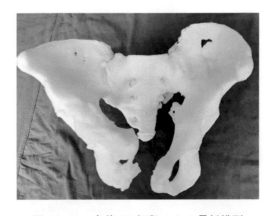

图 13-11　术前 3D 打印 1 ：1 骨折模型

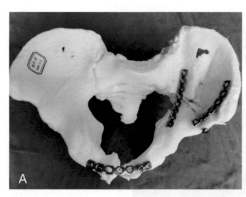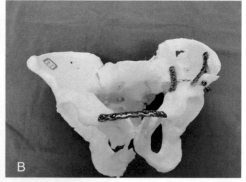

图 13-12　模拟截骨后钢板螺钉固定
A. 入口位；B. 正面

【手术过程】

手术在全身麻醉下、平卧位进行，取耻骨联合上方 Pfannenstiel 切口，显露耻骨联合及左侧耻骨支，松解周围软组织；沿髂嵴切开皮肤（髂腹股沟入路外侧部分），深层用腹直肌外侧入路显露，腹膜后显露骶髂关节以远的整个髋臼内侧面，沿模拟手术部位自内向外侧置入一排直径 2.5mm 克氏针，穿透对侧皮质，透视验证截骨平面的准确性和安全性（图 13-13）。经导针用骨刀截断髋臼上方的髂骨，并进行 "V" 形截骨修整，与耻骨联合处一起联动进行复位矫正，透视下观察位置满意后（图 13-14）耻骨联合行上方钢板和直径 7.3mm 空心钉固定，髋臼上方用三块短钢板和 7.3mm 空心钉固定（图 13-15），透视骨盆正位、入口、出口位置满意，活动左侧髋关节，检查骨折固定稳定性，将截除的髂骨植入耻骨联合处。冲洗伤口，检查无活动性出血后，放置引流管，关闭伤口。

术后病情稳定，患者诉会阴部感觉明显轻松。复查骨盆 X 线（图 13-16）和 CT 三维重建（图 13-17）示：左侧半骨盆旋转部分纠正，双侧闭孔环对称，左侧坐骨结节基本与右侧对称。术后 3D 打印骨盆模型，与术前、模拟手术后对比（图 13-18）基本达到手术截骨矫形效果。

术后 1 个月复查见骨折复位维持良好（图 13-19），无内固定松动。开始主被动活动双侧下肢；术后 2 个月复查骨盆 X 线及 CT 三维重建（图 13-20，图 13-21）示：骨折愈合，无骨折位置丢失及内固定松动，开始扶拐下床行走，双下肢不等长基本纠正，步态明显改观。术后 6 个月随访，行走步态好转，X 线示截骨处愈合无骨折再移位和内固定松动等（图 13-22）。

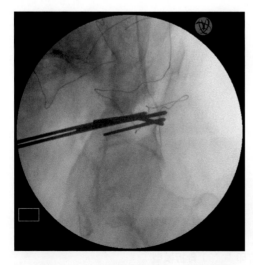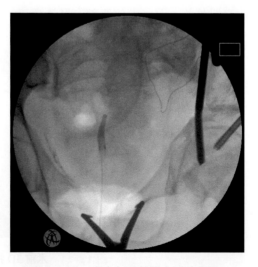

图 13-13　沿截骨平面置入一排克氏针　　　　　图 13-14　术中与耻骨联合联动复位

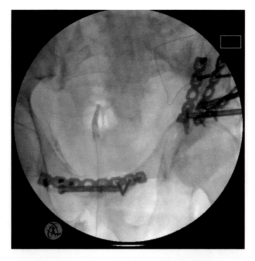

图 13-15　空心钉及钢板螺钉固定

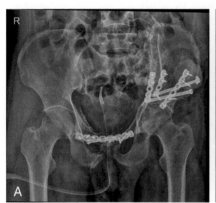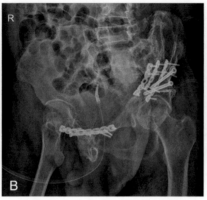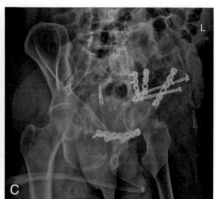

图 13-16　术后 X 线检查
A. 骨盆正位；B. 闭孔斜位；C. 髂骨斜位

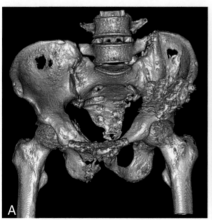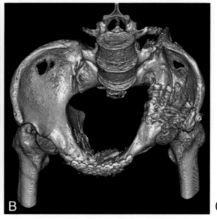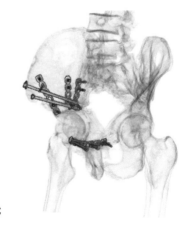

图 13-17　术后 CT 重建
A. 正面；B. 入口位；C. 透明像

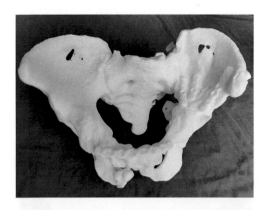

图 13-18　术后 3D 打印模型

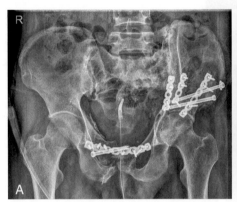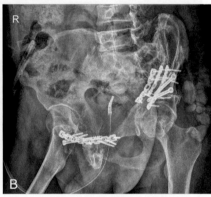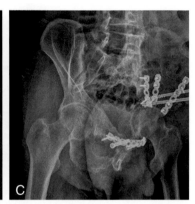

图 13-19　术后 1 个月复查 X 线
A. 骨盆正位；B. 闭孔斜位；C. 髂骨斜位

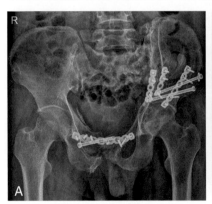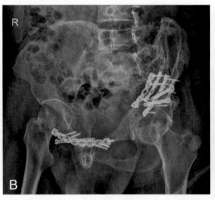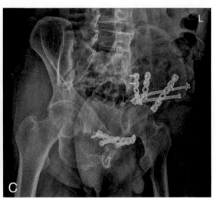

图 13-20　术后 2 个月复查 X 线
A. 骨盆正位；B. 闭孔斜位；C. 髂骨斜位

【经验与体会】

　　陈旧性骨盆骨折畸形愈合可导致患者双下肢不等长、跛行、盆部疼痛等，临床上可通过截骨矫形进行治疗，截骨的部位、方法决定手术疗效。常规骨盆截骨选择前后联合入路显露截骨部位，通过"前—后—前"或"后—前—后"手术入路方式完成手术，手术时间长、创伤大、并发症多。截骨手术的关键是对截骨部位的显露，在手术过程中避免对周围血管、神经的副损伤，方便截骨后的矫形重建。前后联合入路虽然显露比较清楚，但需变换两个体位，联动复位的效果较差。腹直肌外侧入路能较好地直视下显露内侧半骨盆环，可较好地保护盆内走行的血管、神经，达到截骨目的，单一入路使骨折的复位矫形较为容易，是骨盆、髋臼骨折畸形愈合截骨矫形手术入路的最佳选择，但术者必须熟悉此入路的解剖结构、操作技巧等。

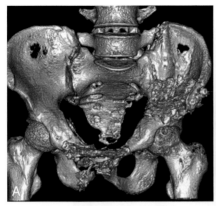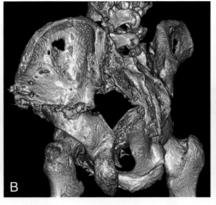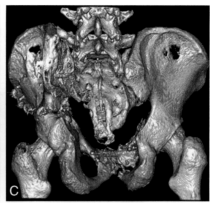

图 13-21　术后 2 个月复查 CT
A. 正面；B. 后侧面；C. 后面

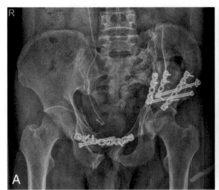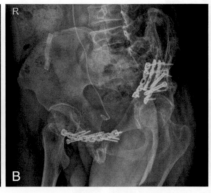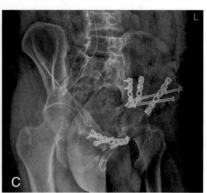

图 13-22　术后 6 个月复查骨盆 X 线
A. 骨盆正位；B. 闭孔斜位；C. 髂骨斜位

第三节　双侧骶髂关节陈旧脱位分期截骨

陈旧性骶髂关节脱位由于脱位时间长、程度严重，即使做了软组织松解，但由于髂腰肌、骶棘韧带、骶结节韧带挛缩等使复位相对困难，对移位严重的脱位若一次性复位可引起血管、神经的牵拉损伤，因此分期手术也是不错的选择；陈旧性骶髂关节脱位可选择前方或后方入路进行截骨松解，后路腰骶撑开有利于纠正垂直移位，是骨盆 TileC1.3 型骨折的绝对适应证，但不适于骶髂关节脱位。

【病例】

患者男性，51 岁，以"修车时被汽车砸伤盆部后畸形、坐立行走不能 5 个月"入院。伤后骨盆 CT 扫描三维重建（图 13-23）示双侧骨盆骨折，骶髂关节向上移位明显。诊断为：骨盆粉碎性骨折合并腰骶丛神经损伤；肠破裂；肛门周围软组织广泛撕裂伤。急诊行剖腹探查、直肠造瘘术，术后盆腔感染、肛门闭锁，辗转多家医院就诊，因骨盆畸形、上移明显、双下肢无力、坐立行走困难来我院。入院查体：极度消瘦，肛门、会阴周围瘢痕组织并增生，肛门闭锁；腹正中可见一约 20cm 长手术切口瘢痕，可从腹壁触及后侧骶骨，左侧腹部可见肠造瘘口。双侧骨盆不对称，双侧髂前上棘明显上移，达脐以上水平，骨盆挤压、分离试验（+），腰椎屈曲活动受限，不能坐立，双髋关节活动受限，双小腿感觉可，伸膝乏力。入院后行骨盆 X 线（图 13-24）及 CT 扫描三维重建（图 13-25）示左侧骨盆陈旧性新月形骨折，向上移位明显；右侧骶髂关节完全向上脱位，右耻骨上下支骨折畸形愈合，骨盆环容积明显变小；CT 扫描矢状位三维重建（图 13-26）显示骶 1 椎体几乎贴近耻骨联合；3D 打印骨盆模型（图 13-27）更清晰显示骨盆骨折的严重程度。

术前诊断：①骨盆陈旧性骨折畸形愈合（Tile C3.2 型）；②结肠造瘘术后；③肛门闭锁；④双侧坐骨神经不完全性损伤；⑤腰椎骶化。

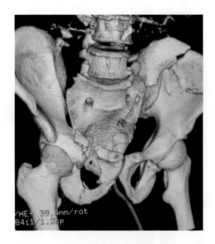

图 13-23　伤后 CT 重建

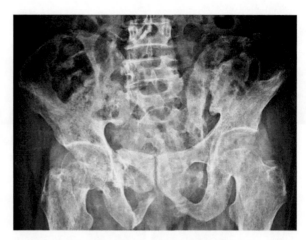

图 13-24　伤后 5 个月 X 线检查

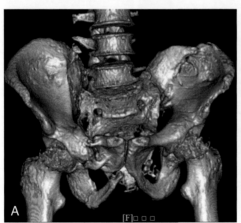

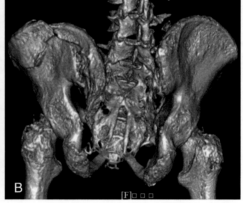

图 13-25　伤后 5 个月 CT 检查

A. 正面；B. 后面

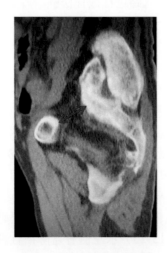

图 13-26　CT 检查骨盆容积变小

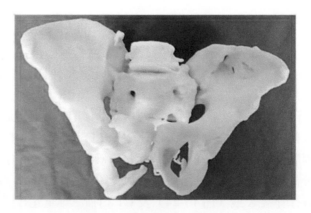

图 13-27　术前 3D 打印

【病情特点及手术方式选择】

（一）病情特点

1. 病程 5 个月，坐、立困难，一直卧床。

2. 腰椎屈曲明显受限，不能坐立，双小腿肌力减弱。

3. 骨盆挤压、分离试验（+），双侧骶髂关节不稳。

4. 结肠造瘘术后，舟状腹，盆腔容积明显减小。

5. 影像学表现：双侧骶髂关节完全上移达 5cm。

结合病史、查体及影像学表现。诊断明确，手术指征明确。

（二）手术方式选择

分析患者不能坐立行的原因：①右侧骶髂关节完全脱位并上移，存在不稳定，导致疼痛、不能负重；②左侧新月形骨折畸形愈合，髂骨侧上移较大，影响功能；③患者伤后近 6 个月，双小腿运动功能减退，表现为坐骨神经不完全损伤，考虑骨折移位大，神经有牵拉损伤；④患者不能坐的原因为双侧髂骨上移达 5cm 导致腰背部活动时疼痛。经仔细分析骨盆 3D 打印模型，可通过截骨矫形的方式来纠正骨盆畸形，解决患者坐、立及行走问题。经与患者及家属沟通，患者同意行骨盆截骨矫形手术。

患者伤后近 6 个月，双侧骶髂关节脱位上移明显，软组织严重挛缩，进行截骨后一次性手术截骨松解复位困难；移位大，一次性复位可能对神经再次造成牵拉损伤，因此决定行分期手术。术前设计的截骨方案：取双侧腹直肌外侧入路显露（左侧腹部肠造瘘口略偏中间，不影响手术切口）。先行右侧骶髂关节进行截骨分离，同时松解周围软组织，前环耻骨支进行截骨松解后安装骨盆随意复位架；复位架将左侧半骨盆固定在手术床上，右侧借股骨髁上牵引、LC-2 螺纹针牵引，对右侧骶髂关节分离移位最大限度复位，置入骶髂螺钉固定。通过复位架将右侧固定在手术床上，左侧沿原骨折线进行截骨，松解周围软组织；用复位架牵引最大限度复位左侧髂骨上移脱位后，行左侧骶髂螺钉固定。拆除右侧临时固定螺钉，保留双侧股骨髁上牵引，术毕返回病房后行双侧股骨髁上持续大重量牵引。术后 1 周左右再行二次手术。

【手术过程】

手术在全身麻醉下、平卧位进行，双侧腹直肌外侧入路显露，右侧腹直肌外侧入路显露骶髂关节和耻骨支，截断耻骨支后再沿骶髂关节面进行骶髂关节周围软组织分离松解，用骨盆随意复位架将左侧固定于手术床上，右侧牵拉复位（图 13-28）；右侧最大限度复位后用复位针临时跨骶髂关节固定，再行左侧截骨松解复位术。将右侧半骨盆固定于手术床上，沿左侧原骨折线进行截骨，彻底截断髂骨并广泛松解软组织，借复位架最大限度牵拉复位左侧骨折脱位后，置入左侧骶髂螺钉导针并拧入骶髂螺钉，然后再置入左侧 LC-2 螺钉（图 13-29）加强稳定性，本次手术总共时间 5 小时，出血 800ml，手术顺利，无并发症。术后回病房行双侧股骨髁上大重量牵引，复查床边 X 线示双侧髂骨上移均明显纠正，持续牵引 1 周后复查床边 X 线（图 13-30）示：双侧髂骨上移进一步纠正，于是行第二次手术。

再次手术取原右侧切口进入，清理右侧骶髂关节周围软组织并松解，安装骨盆随意复位架，牵拉右侧进行复位，最大力量牵引复位后置入右侧骶 1 骶髂螺钉固定 2 枚，行前环 INFIX 架固定；冲洗伤口彻底止血后关闭切口，放置引流管。患者两次手术后均恢复较好，无围术期并发症。术后复查骨盆 X 线（图 13-31）示原骨盆畸形明显矫正，骨盆环轮廓、容积大致恢复正常，双侧髂骨翼已经从原 L_3 水平下降到 L_4 水平（图 13-32）。复查骨盆 CT（图 13-33）示：骨盆环结构基本达到手术截骨矫形效果，骨盆容积明显恢复（图 13-34）。

患者术后恢复较好，3 个月能扶拐下床行走，6 个月复查时骨折基本愈合（图 13-35），内固定无松动，无骨折复位丢失；双下肢肌力恢复正常，能正常弯腰、下蹲等，行走基本正常。术后 1 年基本恢复正常生活，复查 X 线示骨折愈合（图 13-36）。术后 2 年复查，患者完全恢复劳动能力，取出内固定物（图 13-37）；现术后 4 年，患者基本恢复正常工作、生活。

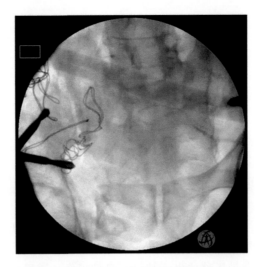

图 13-28　术中牵引复位

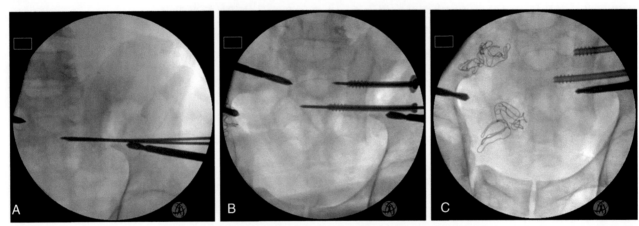

图 13-29　术中透视

A.～C.左侧骶髂关节复位、固定过程

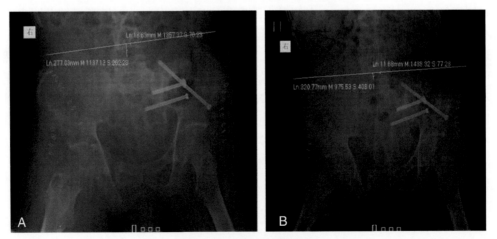

图 13-30　术后复查 X 线

A.术后立即复查；B.大重量牵引 1 周后复查

【经验与体会】

　　移位严重的陈旧性骨盆骨折畸形愈合的骨性结构能一期完成截骨，但骨折移位后由于长时间存在脱位状态，软组织挛缩严重，建议分期进行手术，间隔期间进行肢体大重量牵引持续松解软组织；严重移位后神经组织可能适应移位后的解剖状态，如果强行一次性复位，可能对神经造成牵拉伤，建议分期手术。

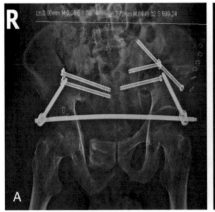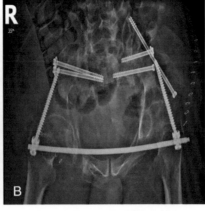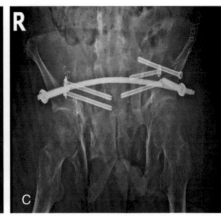

图 13-31　术后骨盆 X 线

A. 正位；B. 入口位；C. 出口位

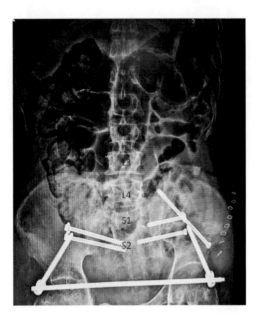

图 13-32　术后骨盆 X 线片

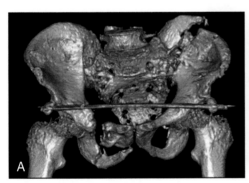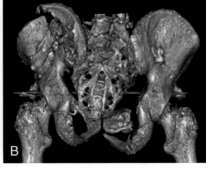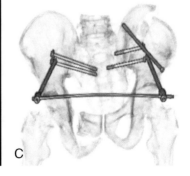

图 13-33　术后骨盆 CT 重建

A. 正面；B. 后面；C. 透明像

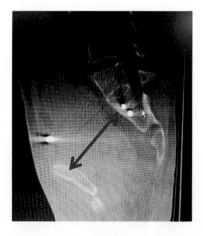

图 13-34　术后骨盆 CT

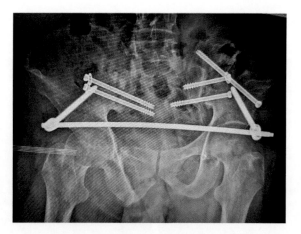

图 13-35　术后 6 个月复查骨盆 X 线

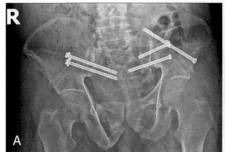

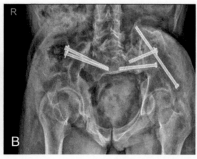

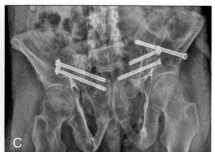

图 13-36　术后 1 年复查骨盆 X 线
A. 正位；B. 入口位；C. 出口位

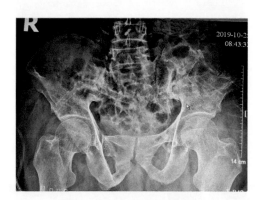

图 13-37　术后 2 年复查骨盆 X 线

第 14 章　腹直肌外侧入路的风险及并发症

　　髋臼的解剖结构和骨折分型复杂、手术难度大，手术治疗过程中易出现并发症。早期并发症包括：感染、血管神经损伤、血栓栓塞、内固定松动失效、内固定物误入关节腔等；晚期并发症包括：臀肌萎缩、骨坏死、创伤性关节炎、异位骨化、股骨头坏死等。腹直肌外侧入路手术并发症包括腹膜破裂、静脉曲张、出血、感染等。

第一节　腹膜破裂、腹股沟疝和精索静脉曲张

一、腹膜破裂

　　腹膜较薄，体型消瘦的患者无腹膜外脂肪，切开腹外斜肌、腹横肌、腹内斜肌时很容易弄破腹膜。腹膜破裂后应立即沿破裂的腹膜边缘，轻柔分离腹膜与腹膜外的间隙，并用手指进行钝性分离，用小针、细线将破裂的腹膜进行缝合（图 14-1）。

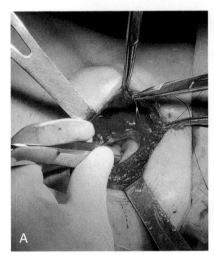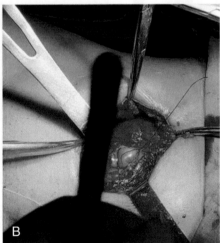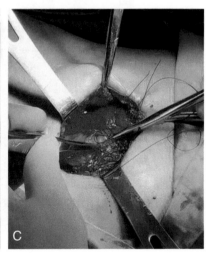

图 14-1　**术中腹膜破裂修复**
A ～C. 腹膜缝合过程

二、腹股沟疝和精索静脉曲张

　　在缝合修补腹股沟管时，由于缝合的松紧度不同，引发腹股沟疝和精索静脉曲张。

　　腹直肌外侧入路显露内侧窗时切口应尽量避开腹股沟深环，偏腹股沟深环内侧约 1cm 切开腹壁组织，止于耻骨结节外缘（腹直肌止点），可避免伤及腹股沟深环。如果操作中不慎切开腹股沟深环，修复时应避免过松、过紧，以能容纳一指为好。老年患者易发生腹股沟疝，缝合时可较紧密，而年轻患者易出现精索静脉曲张，缝合时应略宽松些。笔者 10 年间近千例的腹直肌外侧入路显露手术视野仅出现 2 例老年人

腹股沟疝的并发症，未出现精索静脉曲张。

部分患者采用腹直肌外侧入路显露，术后可能出现阴囊积血或阴囊水肿，多见于合并耻骨联合损伤的患者。这是因为显露腹直肌外侧入路内侧窗时切开耻骨支表面骨膜，破坏了耻骨支下方筋膜屏障，导致了术后腹腔内渗血经耻骨支上方间隙进入阴囊；在显露耻骨支骨折时注意切开耻骨支前内侧的骨膜，避免损伤耻骨支下方筋膜屏障，切忌损伤盆底的筋膜屏障。

第二节　滋养孔、骶前血管出血

一、滋养孔出血

骨盆内侧壁有较多的静脉滋养孔，与腹直肌外侧入路相关联的是骶髂关节外下方的滋养孔（图 14-2），其吸收髂骨的静脉血，通过骶前静脉丛回流至髂内静脉，再经髂总静脉回流至全身血液系统。此滋养孔相对比较恒定，有的比较粗大，术中出血汹涌（图 14-3），有的较细小，表现为渗血或不出血。如滋养孔出血凶猛，应先用纱布压迫止血，再慢慢移开纱布，用骨蜡封堵；也可用小螺钉拧入滋养孔止血。

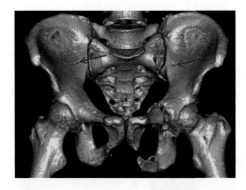
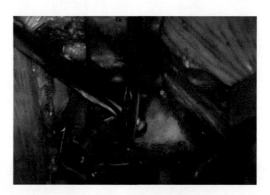

图 14-2　骶髂关节外下方滋养孔　　　　　　　图 14-3　术中滋养孔出血

二、骶前血管出血

骶前有较丰富的血管网，手术显露时出血较多，显露骶髂关节周围结构时一定要熟悉周围的血管、神经解剖。用双极电凝或电凝止血时要避开闭孔神经和腰骶干神经。

骶前静脉丛紧贴骶骨耳状面形成静脉网，松解、牵拉较容易使骶前静脉破裂出血。老年患者因血管壁较薄且脆性大、缺乏弹性，破裂后不容易止血；年轻人可用电凝或双极电凝止血，止血时一定要避开神经。

骶前血管容易出血的另一因素是髂内静脉破裂出血，髂内静脉在骶前形成网状，由于静脉壁薄、缺乏弹性，因此很容易破裂出血；当行骶前分离出现静脉大出血时，用骨剥离器或 S 拉钩压迫髂内血管，检查出血部位，缝合髂内静脉，或用大量明胶海绵加纱布压迫 10 ～ 30 分钟，切不可盲目用血管钳钳夹止血，易伤及腰骶干神经。

第三节　迟发出血

髋臼骨折术后渗血常见，尤其是陈旧性髋臼骨折、髋臼粉碎性严重，以及髋臼骨折后血栓形成，术前放置滤网并严格抗凝的患者，术后创面渗血多见。术后创面渗血与大血管出血要相鉴别，创面广泛渗血时应停用抗凝药、夹闭引流管、盆部压迫等，不需手术；大血管出血时要行 DSA 血管栓塞或开腹探查止血。髋臼骨折术后出血导致血肿形成要与盆腔感染相鉴别：当术后引流不畅、创面渗血较多时手术区域会形成血肿，患者感觉腹胀、影响大小便功能，术后吸收热也可见；术后感染除有上述症状，还有高热、腹膜刺激征。出现感染后要早期清创，感染扩散会使内固定失效、甚至危及生命。本例患者髋臼骨折伤后出现下肢深静脉血栓，术前在 DSA 下行下腔静脉放置滤网，手术顺利，术后因使用溶栓治疗出现盆腔大血肿，希望能吸取这一教训，避免此类事情的发生。

【病例】

患者女性，56 岁，以"车祸致伤右盆部疼痛、活动受限"入当地医院。病情稳定后于伤后第 4 周转骨科。行骨盆 CT 检查示右髋臼双柱骨折（图 14-4），拟行手术时检查发现右下肢深静脉血栓形成，请血管外科会诊建议行下腔静脉滤网置入预防血栓脱落，于伤后第 5 周全身情况稳定后手术。

术前诊断：①右髋臼陈旧性骨折（Judet-Letournel 分型：双柱骨折；三柱分型：C 3 型）；②右下肢深静脉血栓形成。

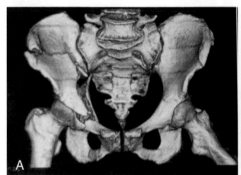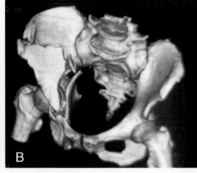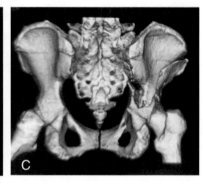

图 14-4　术前 CT 三维重建
A. 正面；B. 内侧面；C. 后面

【手术过程】

腹直肌外侧入路进行显露、骨折复位。患者伤后第 5 周，骨折类型为双柱骨折，粉碎程度严重，为提高骨折复位质量应加强骨折固定强度，缩短手术时间，术中采用髋臼一体化翼形钢板固定。术中透视见骨折复位良好（图 14-5），冲洗伤口并彻底止血，检查无活动性出血后，放置术区引流管，关闭伤口。

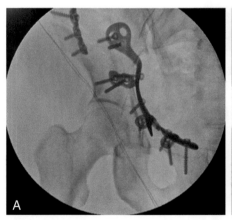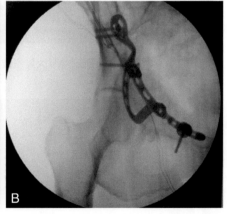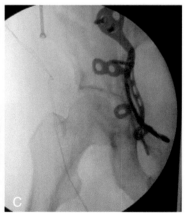

图 14-5　术中透视骨折复位良好
A. 骨盆正位；B. 闭孔斜位；C. 髂骨斜位

患者术后恢复正常，术后第 2 天引流量＜ 50ml，拔出引流管，肛门排气后开始进流质饮食。术后第 3

天患者出现发热，体温 38℃左右，伴有腹胀，复查骨盆 X 线示髋臼骨折复位固定良好，内固定位置好；骨盆 CT 检查示髋臼复位固定好（图 14-6），右侧盆腔大量液性区域（图 14-7），考虑为出血，不排除感染的可能；请上级医院会诊建议转院治疗。转院后经全院会诊讨论，建议行 DSA 下介入止血，并行剖腹探查准备。但手术医生建议仅对症处理即可，患者住院观察期间病情稳定，于 1 周后恢复出院。

术后 6 个月复查，患者行走正常，无不适主诉。复查骨盆 X 线示右髋臼骨折术后骨折线消失，髋臼及骨盆轮廓正常，无内固定松动，无创伤性关节炎及股骨头坏死表现（图 14-8）。

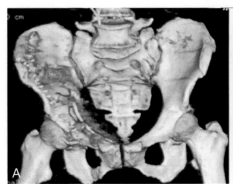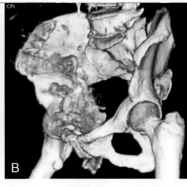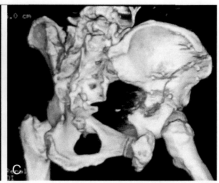

图 14-6　术后复查骨盆 CT 三维重建

A. 正面；B. 内侧面；C. 后侧面

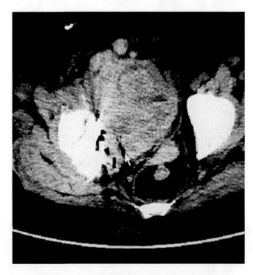

图 14-7　CT 横断面示盆腔大量积液

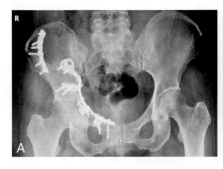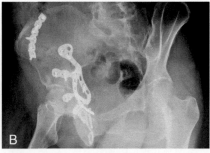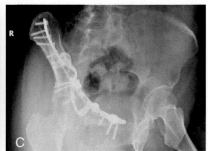

图 14-8　术后 6 个月复查骨盆 X 线

A. 骨盆正位；B. 髂骨斜位；C. 闭孔斜位

【经验与体会】

（一）髋臼骨折术后大出血的预防和处理

髋臼骨折术后出血较常见，一般为创面渗血，少有大血管出血，预防术后出血的措施有：①术中操作轻柔，减少软组织损伤；②术中一定严格保护大血管，避免对大血管造成切割、牵拉等损伤；③骨折尽量达到解剖复位，手术中创面会有渗血，一旦骨折复位好，创面渗血明显减少；④术后仔细、彻底止血，渗血部位或骨折端放置明胶海绵等止血材料，放置引流管并保持引流管通畅；⑤术后避免血压波动过大。

术后如果出现腹胀、发热、肠梗阻、腹膜刺激征等症状时要及时复查血常规、腹部 B 超或 CT 检查，并检查引流管是否通畅。要鉴别大血管出血与创面广泛渗血，是否合并有盆腔感染等。大血管出血一般会出现短时间内血压下降、休克，需要紧急止血处理；创面广泛渗血可通过输血、局部压迫等对症处理，盲目行 DSA 只能加重创伤，甚至加重出血；剖腹探查不仅不能止血，反而会加重出血，并增加感染机会。患者为术后第 3 天出现腹胀等症状，血压稳定、体温 38℃左右、无高热，术前放置下腔静脉滤网抗凝治疗，伤后第 5 周实施手术，考虑创面渗血形成巨大血肿的可能性较大，观察对症处理后患者恢复较好，避免了二次手术带来的痛苦和手术并发症。

（二）髋臼骨折手术前判定有无血管损伤

髋臼骨折伤后是否出现大血管损伤，要看受伤时全身血压变化和下肢血供情况，同时结合受伤暴力程度、受伤机制、骨折类型、骨折移位等；对于髋臼前柱、前壁粉碎骨折且移位严重的患者建议术前常规行下肢血管 CTA 检查，特别是前壁骨块向血管鞘方向突出（图 14-9）者，这类骨折有骨折尖部刺入髂外血管束中的可能。如果发现有血管损伤，术前要请血管外科会诊，术中操作时更要轻柔，避免医源性血管损伤。

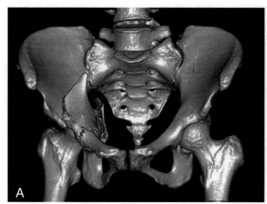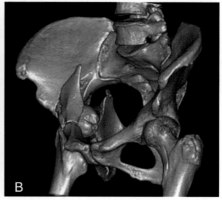

图 14-9 CT 三维重建

A. 正面；B. 内侧面

第四节 术后感染

髋臼骨折术后的感染率为 2%～5%。Letournel 报道的感染率为 4.2%。髋臼骨折术后感染有表浅感染、深部感染、晚期感染及迟发感染。髋臼骨折术后感染的易患因素包括：①合并尿道或直肠损伤；②手术难度大、手术时间长、术中出血多；③一般情况差，或有糖尿病的患者抵抗感染的能力差；④局部软组织损伤，如发生在大粗隆部位软组织的裂伤、擦伤及闭合性套脱伤，可增加感染率。特别需要提出的是 Morel-Lavallee 损伤，它是指髋臼骨折时发生在大粗隆附近的皮肤套脱伤，皮肤套脱后在皮下有血肿及液化的脂肪组织，会引发感染。了解髋臼骨折术后感染的原因有利于控制感染，减少手术并发症。本病例为一髋臼骨折合并颅脑损伤患者，伤后第 30 天手术，手术时间长达 8 小时，术中出血多，导致术后深部感染。

【病例】

患者女性，42岁，以"车祸致伤头部及右侧盆部后意识不清1小时"急诊入当地医院抢救。行骨盆CT检查示右髋臼骨折（图14-10）。入院诊断为：①重型颅脑损伤；②右髋臼骨折；③失血性休克。经医院抢救后患者病情渐渐稳定，于伤后第30天在全身麻醉下行右髋臼骨折切开复位内固定术，手术时长8小时，术中出血3000ml；术后第3天出现发热，伤口引流管引流量持续增加，并出现脓性引流物，伤口有大量脓性液体流出，复查骨盆X线示髋臼骨折复位不良，内固定失效（图14-11）。为进一步治疗于术后1周转我院。

入院查体：神志清楚，体温38.5℃，心率120次/分，呼吸24次/分；右侧腹部见一约20cm长斜形手术切口，周围红肿，有一引流管，有脓性液体流出（图14-12）；复查骨盆CT（图14-13）示：右侧髋臼双柱骨折内固定术后，钢板松动，髋臼呈中心性脱位，右侧盆部大量积液；右髋关节屈伸不能，伸膝受限，股四头肌力2级。

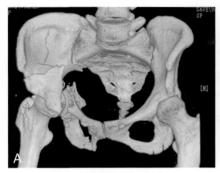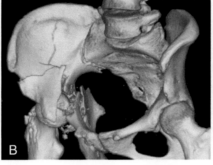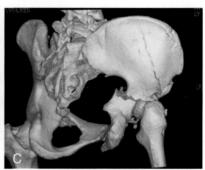

图14-10　伤后骨盆CT三维重建

A.正面；B.内侧面；C.后侧面

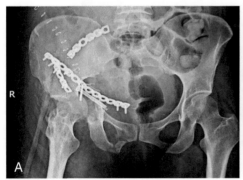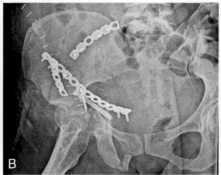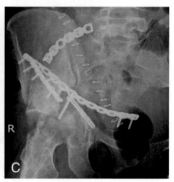

图14-11　第一次术后复查骨盆X线

A.骨盆正位；B.髂骨斜位；C.闭孔斜位

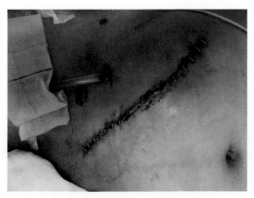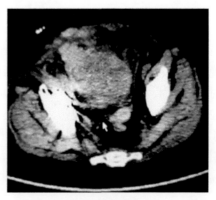

图14-12　第一次术后切口愈合不良　　　　图14-13　复查骨盆CT

术前诊断：①右髋臼骨折（Judet-Letournel 分型：双柱骨折）术后感染并内固定松动；②右髂腰肌、股神经损伤；③重型颅脑损伤恢复期。

【病情特点与手术方式选择】

（一）病情特点

1. 髋臼陈旧性骨折术后伤口流脓，髋关节有感染可能。

2. 髋臼骨折术后骨折未复位，内固定失效。

3. 右侧股神经损伤及髂腰肌损伤表现。

4. 颅脑损伤恢复期，可能不配合治疗。

患者目前诊断明确，髋臼骨折术后感染，考虑为深部感染，并可能导致髋关节感染。

（二）手术方式选择

治疗方案如何选择较困难：①一期翻修髋臼骨折可恢复髋臼头臼匹配关系，为恢复髋关节功能创造条件，同时可稳定关节，有利于髋关节感染、周围感染的控制。但一期翻修风险极高，内置物的存在不利于感染控制。②去除内固定物，反复清创创口，直至感染控制后再行二期翻修。但脱位的髋关节不复位、固定，髋关节的感染难以控制，同时髋关节长期浸泡在脓液中，关节软骨被破坏，关节功能恢复概率小，即使感染控制后行二期关节置换的风险也较大，髋臼骨折已经陈旧，周围组织粘连严重，可能失去翻修机会。权衡上述关系的利弊，决定行一期骨折翻修术。

【手术过程】

1. 麻醉及体位：全身麻醉气管插管，平卧位消毒铺单，右下肢消毒包扎供术中牵引用。

2. 取原切口拆线，先对浅表组织进行彻底清创，切除坏死皮缘及皮下组织；进行深部清创；术中见右侧盆腔内充满脓性分泌物及炎性组织，清除后见髂腰肌基本坏死消失，未找到股神经；反复清理手术区域，去除原内固定失效的钢板螺钉，大量生理盐水用冲洗器反复冲洗，创口内组织均呈健康表现后复位骨折、固定。放置 2 根引流管以便术后灌洗使用，关闭切口。

3. 术后持续灌洗创口，于术后第 3 天再对创口进行清创，二次清创后伤口愈合良好，2 周后拆线。复查骨盆 X 线示髋臼轮廓基本恢复（图 14-14）。

4. 术后病情稳定，随访 3 年伤口未见感染征象，复查骨盆 X 线示：右髋关节创伤性关节炎表现（图 14-15），无股骨头坏死，患者行走可，右侧股四头肌肌力恢复至 4 级，屈髋功能部分恢复，随访中。

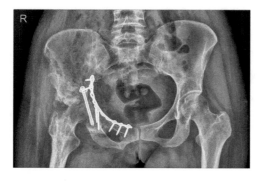
图 14-14 本院术后复查骨盆 X 线

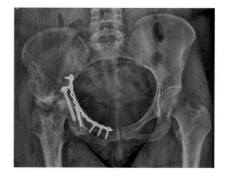
图 14-15 本院术后 3 年复查骨盆 X 线

【经验与体会】

（一）髋臼骨折手术后预防感染

髋臼骨折术后感染的后果是灾难性的，相应的预防措施如下：①术前准备要充分，糖尿病患者手术前应控制血糖，降低感染发生率；②手术前检查术区是否有软组织损伤特别是 Morel-Lavallee 损伤，必要时给予引流或清创，待皮肤条件改善后再行手术；③术前要充分了解骨折的形态及类型，做好手术方案，必要时行 3D 打印模型，体外模拟手术，对钢板进行预弯，缩短手术时间，减少术中出血；④术中操作精准，避免不必要的操作加重软组织损伤，充分冲洗伤口，伤口引流避免血肿形成；⑤合理使用抗生素预防感染；⑥合并多发伤要避免单次手术时间过长、手术创伤过大；⑦术后密切观察患者全身状况及伤口情况，发现问题极早处理。

（二）髋臼骨折术后感染的处理

髋臼骨折术后出现感染后先判定是浅表感染还是深部感染，浅表感染相对较容易处理，伤口保持引流通畅，清创后可放置负压等。深部感染较难处理，内固定稳定者可不去除，彻底清创，去除不健康组织，大量生理盐水反复冲洗，术后进行创口灌洗，合理使用抗生素，提升患者全身状况，合并糖尿病者要控制血糖；内固定失效者视情况尽量一期进行骨折翻修，骨折复位后选择简单固定方式，术后可行辅助下肢牵引维持稳定。

第五节　腹直肌外侧入路选择失误

腹直肌外侧入路的手术适应证为各种髋臼前方骨折，Judet 分型中：①髋臼前壁骨折；②髋臼前柱骨折；③横形骨折；④前方伴后半横形骨折；⑤部分后柱骨折；⑥双柱骨折；⑦部分 T 形骨折。侯志勇三柱分型中：A1、B1、C1、A2.1、B2.1、B2.2 及 A3 型骨折。髋臼后部受力型损伤导致的髋臼后方骨折并移位明显的骨折，不适合选择单一的前方入路。本例为因没掌握腹直肌外侧入路适应证而出现骨折复位不良，术后出现创伤性关节炎，最后出现股骨头坏死。

【病例 1】

患者男性，33 岁，以"车祸致伤头部及左侧髋部后疼痛、活动障碍"入当地医院治疗。行骨盆 CT 检查示左髋臼骨折（图 14-16）。入院诊断为：左髋臼骨折。于伤后第 7 天在全身麻醉下行左髋臼骨折切开复位内固定术，手术选择左侧腹直肌外侧入路（图 14-17），手术时长 8 小时，术中出血 2000ml；术后复查骨盆 X 线示髋臼骨折复位不良，髋臼后柱髂耻线不连续，后壁有游离骨块，髋臼后缘线不连续（图 14-18）。未行进一步治疗，于术后 2 周伤口愈合出院。

患者术后 3 个月下床行走，左髋关节疼痛，跛行；术后 3 个月复查骨盆正位 X 线示：骨折基本愈合，未发现骨折再移位及内固定松动等。患者左侧髋关节疼痛持续加重，行走困难；术后 6 个月复查骨盆 X 线示左髋关节创伤性关节炎表现明显（图 14-19）；术后 1 年复查骨盆 X 线（图 14-20）及 CT 三维重建（图 14-21）示：髋臼后壁骨折畸形愈合，有明显股骨头坏死表现。于术后 18 个月因行走困难来我院就诊。

门诊查体：左侧腹部见一约 10cm 长斜形手术切口，愈合良好；左髋关节屈伸活动明显受限，屈伸范围 40°，左下肢肌肉明显萎缩，严重跛行；查骨盆 X 线及 CT 示：左侧髋臼骨折内固定术后，骨折畸形愈合，左侧髋臼顶区组织硬化，股骨头坏死，以负重区硬化、塌陷明显。

术前诊断：①左髋臼骨折（Judet-Letournel：横形伴后壁骨折）术后股骨头坏死；②左髋关节创伤性关节炎。

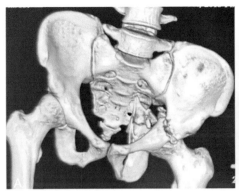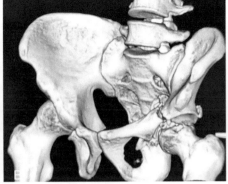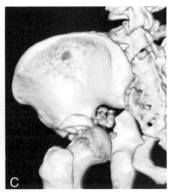

图 14-16　伤后骨盆 CT 检查

A. 正面；B. 内侧面；C. 后侧面

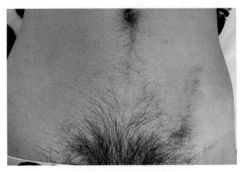

图 14-17　手术入路选择

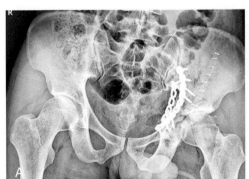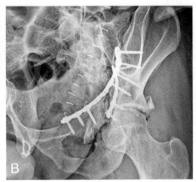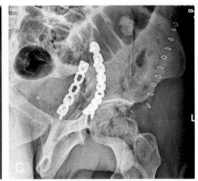

图 14-18　术后 X 线

A. 骨盆正位；B. 闭孔斜位；C. 髂骨斜位

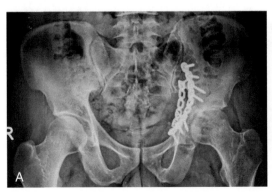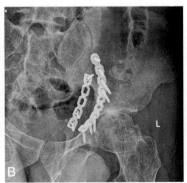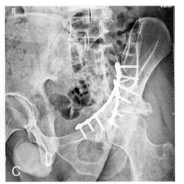

图 14-19　术后 6 个月 X 线

A. 骨盆正位；B. 髂骨斜位；C. 闭孔斜位

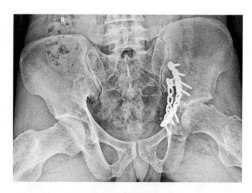

图 14-20　术后 1 年 X 线

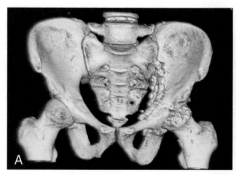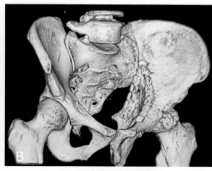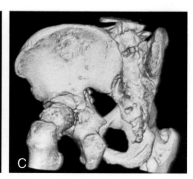

图 14-21　术后 1 年 CT 三维重建
A. 正面；B. 内侧面；C. 后侧面

【病情特点与手术方式选择】

（一）病情特点

1. 髋臼髂耻线、髂坐线断裂，闭孔环完整。

2. 髋臼后缘线不完整，可见较大块后壁骨折块及部分碎骨片。

3. 髋关节后脱位倾向。根据影像学表现髋臼骨折分型为 Judet-Letournel 分型中的横形伴后壁骨折，侯志勇三柱分型中的 B2.3 型。

4. 受伤机制为后方受力型，髋臼后方结构及稳定性破坏较大，必须手术重建髋臼后方结构的完整性和稳定性，否则易出现关节后脱位、创伤性关节炎、股骨头坏死等严重并发症。

（二）手术方式选择

患者术后即出现左侧髋关节活动疼痛，行走困难，渐渐发展为创伤性髋关节炎、出现股骨头坏死，这是由于骨折复位不良导致。患者为后方受力、后方脱位、后方结构破坏，选择前方腹直肌外侧入路，并没有发挥腹直肌外侧入路处理后柱的优势，导致髋臼后柱复位不良、后壁骨折没有复位，没有较好地恢复头臼匹配关系，术后患者出现髋关节疼痛、创伤性髋关节炎，直至股骨头坏死。这是一例典型的因对髋臼骨折分型、受伤机制、手术入路选择没有熟练掌握，而导致骨折复位不良、股骨头坏死。

【经验与体会】

发生创伤性关节炎后髋臼侧有骨质硬化，关节软骨磨损；股骨头出现硬化坏死，负重区塌陷，临床翻修复位已经失去机会，但患者髋臼侧软骨也出现磨损，创伤性关节炎严重，股骨头旋转截骨的临床效果也不理想，最终的结果只能是选择髋关节置换。

【病例 2】

中年男性，以"车祸致伤左侧髋部后疼痛、活动障碍"入当地医院治疗。诊断为：左髋臼骨折

（Judet-Letournel 分型：T 形骨折）。于伤后第 7 天在全身麻醉下行左髋臼骨折切开复位内固定术，手术入路选择左侧腹直肌外侧入路（图 14-22）。手术时长 7 小时。术后第 2 个月出现左髋关节后脱位，骨盆 X 线示髋臼骨折复位不良（图 14-23），术后左髋关节疼痛，未下床行走；于术后第 2 个月来我院就诊。查体：左侧腹部见一约 12cm 长斜形手术切口，愈合良好；左髋关节屈伸活动明显受限，屈伸范围 40°，左下肢肌肉明显萎缩；查骨盆 CT 三维重建示髋关节后脱位，后壁有游离骨块（图 14-24）。

术前诊断：①左髋臼陈旧性骨折（Judet-Letournel 分型：T 形伴后壁骨折）；②左髋关节后脱位。

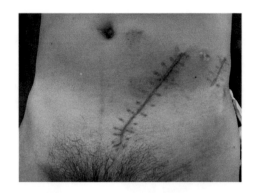

图 14-22　第一次手术的手术切口

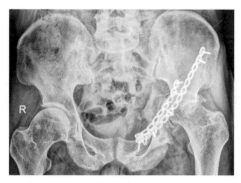

图 14-23　术后第 2 个月 X 线片

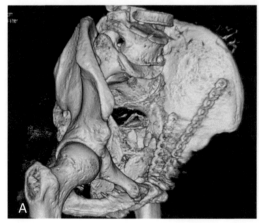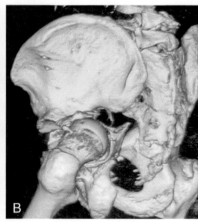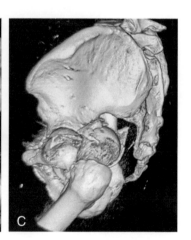

图 14-24　术后 2 个月 CT
A. 内侧面；B. 后侧面；C. 侧面

【病情特点与手术方式选择】

（一）病情特点

1. 髋臼髂耻线、髂坐线断裂，后柱明显向盆内移位。

2. 髋臼后缘线不完整，可见后壁骨折块及部分碎骨片。

3. 髋关节后脱位。根据影像学表现患者髋臼骨折原始分型为 T 形伴后壁骨折、髋关节后脱位。受伤机制为后方受力型，髋臼后方结构及稳定性破坏较大，必须手术重建髋臼后方结构的完整性和稳定性，否则易出现髋关节再次后脱位、创伤性关节炎、股骨头坏死等严重并发症。

4. 患者术后出现再脱位的原因主要有：①髋臼后柱复位欠佳，向盆内移位严重伴内旋，导致髋臼变浅，对股骨头包容性不足；②髋臼后壁骨折未复位，股骨头后脱位后，后部稳定性破坏严重，后壁未获得重建。

（二）手术方式选择

患者伤后及手术后 2 个月，术后未下床负重行走，术后 2 个月出现髋关节再次后脱位，髋臼后柱内移位明显，但股骨头及髋臼的软骨尚好，有临床翻修复位的可能，即使术后出现股骨头坏死，重建髋臼的结构也能为下一步髋关节置换提供基础。结合病情特点，决定行髋臼骨折脱位翻修术。手术方式取前方原切口进入，取出原前方钢板，清理骨折端，联合后方 K-L 入路进行后方清理，再通过前后方联动复位，重建髋臼的结构完整。

【手术过程】

1.麻醉及体位：全身麻醉气管插管，漂浮体位消毒铺单，左下肢消毒包扎供术中牵引用。

2.先平卧取原切口进入，显露骨折及固定钢板后，去除原内固定钢板螺钉，并对骨折端进行清理；侧卧位行后方 K-L 入路，显露髋臼后壁、后柱，清理后方瘢痕及骨痂；通过前、后方切口的联动复位，基本解剖重建髋臼的完整结构。前方用直形骨盆重建钢板固定前柱，后方用直形重建钢板固定后柱，后壁解剖型钢板固定后壁，透视见骨折复位满意（图 14-25）。大量生理盐水用冲洗器反复冲洗，放置引流管，关闭切口。

3.患者术后恢复较好。复查骨盆 X 线及 CT 扫描三维重建示髋臼轮廓基本恢复（图 14-26），髋关节复位好，内固定钢板螺钉位置满意。术后 3 个月扶拐下床行走，复查 X 线示：骨折愈合，无创伤性关节炎发生（图 14-27）。

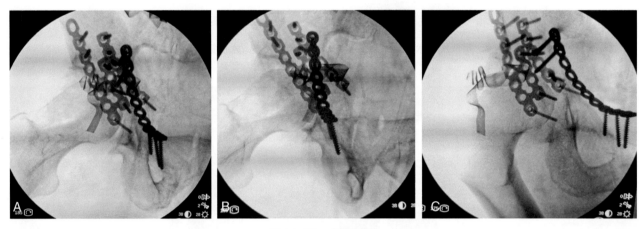

图 14-25　术中透视
A.正位；B.髂骨斜位；C.闭孔斜位

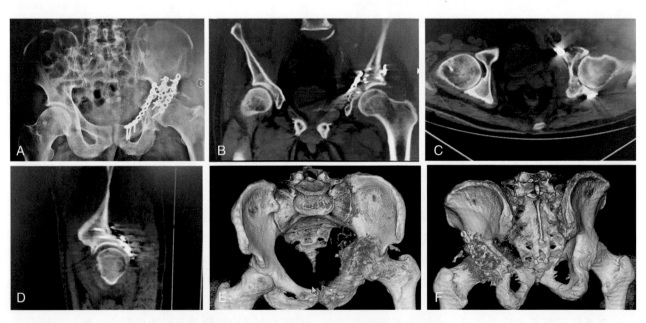

图 14-26　复查骨盆 X 线及 CT 扫描三维重建
A.骨盆正位 X 线片；B.冠状位；C.横断面；D.矢状位；E.入口位；F.后面

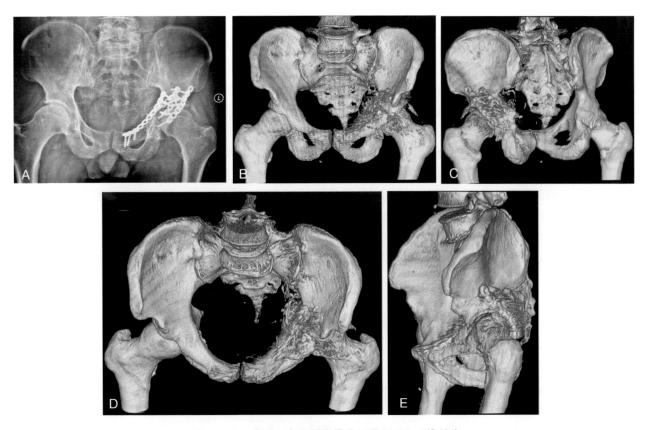

图 14-27　术后 3 个月复查骨盆 X 线及 CT 三维重建
A. 骨盆正位 X 线片；B. 冠状位；C. 横断面；D. 矢状位；E. 入口位

第六节　髋臼骨折手术入路的选择

手术入路的选择对髋臼骨折的手术操作、复位、固定等至关重要，直接影响手术效果。正确的手术入路不仅显露方便，能达到理想的复位质量和固定效果，而且在缩短手术时间、减少术中出血、减少手术创伤及避免手术并发症等方面均有较大优势。相对于传统的髂腹股沟入路、K-L 入路，目前可供选择的手术入路大致分为前方入路和后方入路。

一、前方入路

（一）特点
因解剖路径不同、显露方法不同、暴露范围差异等，对骨折的复位顺序、固定方法也存在差异。

1.髂腹股沟入路为代表的外侧入路，其显露方式为从髂骨翼边缘向髋臼方形区的自外向内显露，处理骨折复位顺序往往自外向内，先处理髂缘骨折，再处理前壁、前柱，然后处理后柱及方形区，内固定钢板多放置于真骨盆缘上方。

2.后柱骨折的固定，置入后柱通道螺钉较为困难，不适于髂坐钢板。

3.Stoppa 入路是由内向外侧显露，其复位顺序多为先处理坐骨大孔上方的关键骨块（Key stone），再复位前柱、前壁，最后复位后柱及方形区，螺钉置入方向也是由内向外，因此固定前柱钢板多放置在真骨盆缘，而对后柱的固定多选择髂坐钢板，后柱螺钉在此入路中置入困难，需辅助切口才能完成。

4.腹直肌外侧入路或腹直肌旁入路的正下方对应髋臼的中心区，其显露方式是先显露髋臼的正上方的前壁、前柱，再向两侧显露髂骨翼、后柱及方形区，均为直视下显露；复位顺序为先复位关键骨块、前柱、前壁，恢复髋臼及真骨盆环的轮廓，再复位后柱及方形区，最后复位髂骨翼。对髋臼骨折的固定方式较前两种入路较为灵活，前柱钢板可放置在真骨盆缘上方或内侧，后柱可选择后柱螺钉、髂坐钢板等固定方式。骶髂关节及骶前显露较方便，可同时处理骶髂关节周围骨折脱位及腰骶丛神经损伤探查松解等。

（二）适应证、优势及风险

前方入路主要处理髋臼前方骨折，包括前壁、前柱、方形区、后柱及髂骨翼骨折，有髂腹股沟入路、Stoppa入路、腹直肌旁入路、腹直肌外侧入路、高位髂腹股沟入路、髂股入路等，每个入路都有适应证和局限性。

1. 髂腹股沟入路　　经典髂腹股沟入路目前仍然是髋臼骨折前方入路的主流，自1961年用于临床治疗髋臼骨折以来取得了较好临床疗效，但也存在不足，如操作复杂、医生学习曲线较长、手术切口较大影响美观、手术显露时间长、不能直视下处理髋臼方形区骨折、术中血管神经牵拉等。笔者在髂腹股沟入路的基础上对切口和内固定方式进行改良，譬如高位髂腹股沟入路、腹股沟韧带下入路等。

2. Stoppa入路　　Stoppa入路最早是普通外科用于修补腹股沟疝，1994年开始用于治疗髋臼骨折。具有显露方便，且对髋臼前、后柱，尤其是方形区显露充分、解剖简单、并发症少、单一切口可以处理双侧髋臼等特点。

（1）适应证：双侧低位髋臼骨折。

（2）风险

1）Stoppa入路显露范围有限，术中对复杂髋臼骨折的旋转移位较难判断，因此在处理复杂髋臼骨折时常需辅助髂窝入路或联合其他手术入路。

2）Stoppa入路不显露髂外血管，因骨折移位可能伤及髂外血管的骨折类型，术中有损伤髂外血管的风险，且不利于血管修复。

3）Stoppa入路是从内侧显露髋臼部位，陈旧性髋臼骨折清理骨痂、截骨等均较困难。

4）有腹部手术史，尤其是膀胱手术史者。

3. 腹直肌旁入路　　腹直肌旁入路自腹直肌外侧缘切开腹直肌前鞘（类似于普外科的剖腹探查切口），通过腹膜外显露，切口下方正对应髋臼方形区，直视下复位固定髋臼前柱、前壁、后柱及方形区骨折，可提高髋臼骨折的解剖复位率，减少术中出血、缩短手术时间。

（1）适应证：适合老年髋臼骨折的治疗。

（2）风险：沿腹直肌外缘切开腹直肌前鞘，修复腹直肌前鞘时有发生腹壁疝可能；腹膜损伤风险较高；有切断支配腹直肌运动神经的可能，导致腹直肌功能障碍；术中游离髂外血管时有牵拉、损伤的风险；髂骨翼显露不足。

4. 腹直肌外侧入路　　腹直肌外侧入路的皮肤切口为脐与髂前上棘连线的外1/3点斜向内至腹股沟韧带的内1/3处，深筋膜下切开腹壁肌肉进入腹膜外（类似于阑尾手术的麦氏切口），通过3个窗口进行显露，其显露范围可达整个半骨盆环。

（1）适应证：可用于治疗髋臼前部的大部分骨折，包括前壁骨折、前柱骨折、横形骨折、T形骨折、前方伴后半横形骨折、双柱骨折等，经验丰富的医生还可用来治疗后柱骨折、双柱伴后壁骨折等复杂髋臼骨折。因该入路直视下处理髋臼前、后柱及方形区，对陈旧髋臼骨折也可通过单一入路进行髋臼周围截骨、骨痂清理、骨折复位固定；尤其适合处理老年性髋臼骨折及陈旧性髋臼骨折。

（2）优势

1）腹直肌外侧入路斜向外侧切断腹壁肌肉，方便显露髂骨翼，修复肌肉层可减少术后腹壁疝的风险。

2）腹直肌外侧入路避开支配腹直肌的神经走向，降低了术后腹直肌功能障碍的可能性。

3）显露过程中不对髂外血管束及精索进行分离，降低了髂外血管牵拉损伤的风险。

4）操作简单、显露充分，可直视下复位髋臼的前壁、前柱、后柱、方形区等部位的骨折，提高髋臼骨折的解剖复位率，且医生的学习曲线短。

（3）风险：腹直肌外侧入路因手术切口较小，术中需牵拉腹壁皮肤、肌肉显露骨折部位，有血管、神经走行副损伤的可能。

二、后方入路

后方入路主要处理髋臼后部骨折，包括后壁骨折、后柱伴后壁、后柱骨折、横形骨折、横形伴后壁骨折等；20 世纪 50 年代，Judet 和 Lagrange 共同对 Kocher（1907 年）和 Langenbeck（1874 年）提出的髋关节入路进行改良，提出了 K-L 入路，现在仍然是治疗髋臼后部骨折的金标准。后来又有学者在 K-L 入路基础上进行改良，其中包括改良 Gibson 入路、经大转子截骨入路、二腹肌截骨入路（又称 Ganz 入路）及直接后方入路等。

累及后部结构的大部分髋臼骨折，单一后方入路（如 K-L 入路）可以完成骨折和复位固定，但对于高位后壁、极低位后柱、后壁合并股骨头骨折等的处理较为困难。K-L 入路切断外旋肌群有影响行走步态及增加旋股内侧血管损伤风险，从而衍生出改良 Gibson 入路；经大转子截骨入路能较好显露高位髋臼后壁，可用于高位髋臼后壁骨折的手术入路；Ganz 入路通过股骨头前外上脱位，可处理复杂的髋臼后部骨折及合并股骨头骨折病例。这些手术入路的创伤较大，有异位骨化、坐骨神经损伤、旋股内侧动脉损伤、外旋肌乏力等并发症。2019 年黄复铭等报道了直接后方入路治疗髋臼后部骨折，取得了较好疗效，该入路在俯卧位下操作，通过梨状肌与臀中肌间隙先找到坐骨大孔顶点后，沿髋臼后柱骨膜下向坐骨棘、髋臼后壁及关节囊显露，不切断外旋肌群，创伤及手术并发症明显减少，但因手术切口小、显露不充分，对处理肥胖患者或复杂髋臼后部骨折等有一定局限性。

三、联合入路

联合入路中髂腹股沟入路联合 K-L 入路较常见，基本能解决所有的髋臼骨折，但手术创伤和手术并发症也较常见；Stoppa 入路辅助髂窝入路临床报道也较多，前方 Stoppa 入路、腹直肌外侧入路等联合后方 K-L 入路也是常用的选择。

四、手术入路选择与髋臼骨折分型的关系

髋臼骨折手术入路的选择与骨折的损伤机制、骨折分型密切相关；在选择手术入路之前，术者必须正确掌握骨折的受伤机制和髋臼骨折的分型，才能确保手术的安全、微创和手术效果。目前常用髋臼骨折分型主要是传统的 Letournel-Judet 分型，这是一种基于 X 线的分型，对于简单的髋臼骨折基本能满足手术入路选择的参照，但对于相对复杂的髋臼骨折 Letournel-Judet 分型有一定的局限性，文献报道有 20.33% 的髋臼骨折不在此分型中。Ruipeng Zhang 等报道的基于 CT 三维重建的髋臼三柱分型，较全面地反映了髋臼骨折的形态，将髋臼分为三柱四壁，几乎涵盖所有的髋臼骨折，对手术入路的合理选择有指导意义。

由于髋臼的骨性解剖结构极不规则、位置深在、周围血管、神经等结构复杂等因素，手术操作复杂、风险较大，因此手术入路的选择直接关系手术能否顺利进行、手术创伤、术中出血、手术并发症及手术疗效等。在众多的手术入路中还没有一种手术入路能解决所有的髋臼骨折，选择手术入路时必须考虑骨折的分型、患者的全身状况、局部软组织条件等，术者的经验和喜好也是一个重要因素。因此术前一定要仔细分析患者的影像学资料、患者全身状况及局部软组织条件，制订详细的手术方案，必要时 3D 打印出骨折模型，进行体外模拟手术，并对术中可能出现的困难要有应急预案，确保手术安全实施。

五、单一后入路复位固定髋臼横形伴后壁骨折

髋臼横形伴骨折是后方受力型，髋臼后方的结构破坏严重，合并后脱位的后壁骨折，手术入路必通过后方进行骨折的复位固定，重建后方稳定性。但横形伴后壁骨折中髋臼的前柱、后柱均发生断裂，前后联合入路是处理此类型骨折的经典方式。由于前后联合入路手术创伤大、手术时间长、术中出血多、术后并发症多等因素，临床多采用单一入路完成复杂髋臼骨折的手术。笔者通直接后方入路（DPA）完成横形伴后壁骨折的复位固定，取得一定效果。

患者俯卧位，经直接后方入路显露髋臼后壁、后柱后，将后壁向股骨侧翻开，清理髋臼窝骨碎骨块，

并直视髋臼前、后柱骨折线，通过坐骨大孔伸入手指，触及前柱骨折线，将骨钩或复位钳伸入坐骨大孔，通过钳夹前柱骨折端进行前柱的复位（图14-28），手指触摸结合透视见前柱复位满意后，打入前柱顺行螺钉导针（图14-29），导针位置理想后，再直视下复位后柱，透视下经坐骨结节逆行打入后柱螺钉导针（图14-30），直视下前后柱均复位满意后，经导针拧入相应长度的前后柱螺钉，完成前柱、后柱的复位固定。最后复位髋臼后壁，钢板固定（图14-31）。这样通过后方单一直接后方入路完成横形伴后壁骨折的复位、固定。

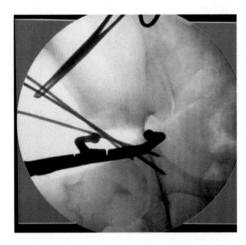

图 14-28　钳夹复位前柱

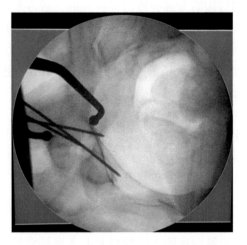

图 14-29　前柱顺行螺钉

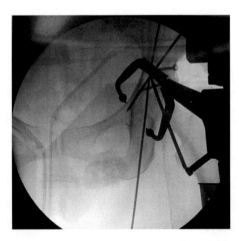

图 14-30　后柱逆行螺钉

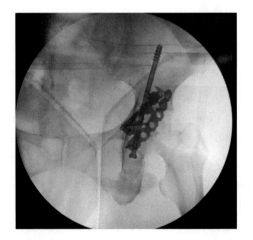

图 14-31　复位后壁钢板固定

第 15 章　腹直肌外侧入路围术期护理

【入院评估】

（一）全身评估

准确评估患者神志意识、生命体征、循环、神经功能、实验室指标、患者一般资料、现病史、既往病史、过敏史、心理等。

（二）专科评估

在医生指导下进行以下评估。

1. 查看骨盆外观及影像学资料，如 X 线、CT 结果等。

2. 检查骨盆挤压、分离试验：检查者双手交叉撑开患者两髂嵴使骨折的骨盆前环产生分离，如出现疼痛即为骨盆分离试验阳性；检查者用双手挤压患者的两髂嵴，伤处出现疼痛为骨盆挤压试验阳性。在做检查时偶尔会感到骨擦音。

3. 与医生共同评估骨折程度，了解骨折分型；评估双下肢长度：用皮尺测量胸骨剑突与两髂前上棘之间的距离，骨盆骨折向上移位的一侧长度较短，也可测量脐孔与两侧内踝尖端的距离。

4. 观察双下肢血液循环、感觉、运动、疼痛情况，评估有无并发症。

（三）心理社会支持评估

包括个人爱好 / 宗教信仰、入科方式、语言沟通 、教育程度、心理状况、婚姻状况、社会关系、家庭背景等，了解患者家属及社会支持情况，评估患者（家属）对疾病了解程度。

【术前护理】

患者入院后进行生命体征监测，做好病情的充分评估，关注并发症的发生，有危及生命时应以抢救生命为原则，有休克征兆时先进行抗休克治疗，再处理骨折。

（一）急救护理

给予平卧位，骨盆环不稳定的患者应减少或避免搬动更换体位，迅速建立两条静脉通路及时输液、输血，监测生命体征、吸氧、留置尿管、监测尿量及性状等，配合医生实施迅速有效的止血、镇痛，及时对骨折部位进行复位固定。

（二）合并伤护理

骨盆、髋臼骨折常伴有严重的合并伤：

1. 腹膜后血肿　观察有无腹痛、腹胀等腹膜刺激症状。

2. 膀胱或后尿道、直肠损伤　观察有无血尿、无尿或急性腹膜炎等表现，直肠破裂可引起弥漫性腹膜炎、直肠周围感染，患者应禁食，遵医嘱静脉补液，合理应用抗生素。

3. 神经损伤　主要为腰骶神经丛与坐骨神经损伤。观察患者是否有括约肌功能障碍、下肢部分感觉减退或消失、肌肉萎缩无力或瘫痪等表现，发现异常及时报告医生。

4. 脂肪栓塞与静脉栓塞　发生率达 35% ～ 50%，是导致死亡的主要原因之一。观察患者有无突然出现胸痛、胸闷、呼吸困难、咳嗽、咯血、烦躁不安等，警惕肺栓塞的发生。一旦出现脂肪栓塞或静脉栓塞，嘱患者绝对卧床，给予高流量氧气吸入、抗凝、溶栓等，同时监测生命体征、意识、血氧饱和度、血气分析和出凝血时间等。

（三）体位护理

骨盆的稳定性主要由骶髂关节复合体、骶棘韧带及骶结节韧带维持。骨盆前环稳定型骨盆骨折患者可健侧翻身，不稳定型的骨盆骨折取平卧位，更换卧位及查看皮肤时采取四人平抬托举法，尽量减少搬动。给予气垫床，预防压疮的发生。

（四）牵引护理

下肢牵引者置下肢外展中立位，严密观察患肢血液循环及肢体活动情况，保持有效牵引；预防牵引针眼感染，做好骶尾部、足跟及内外踝等骨骼突出处的皮肤保护，防止压疮的发生。

（五）骨盆外固定支架护理

观察外固定支架是否有松动，针眼周围用敷料遮挡以防污物流入，若填塞过紧分泌物排泄不畅易引发感染；针眼处用 75% 乙醇或 0.5% 氯己定消毒，每日 2 ～ 3 次，如出现红、肿、分泌物及发热等应局部换药；若针眼处出现感染应立即报告主治医师，加强护理，保持引流通畅，加强全身支持及抗感染治疗。

（六）疼痛护理

按照疼痛护理指引实施，采用视觉模拟评分法（VAS）进行疼痛评分，疼痛评分 > 5 分进行镇痛药干预。镇痛药干预 30 分钟后再次评估疼痛程度、观察药效，并做好疼痛护理记录。疼痛评分在 4 分以上则疼痛频率控制在 24 小时内 ≤ 3 次，24 小时内临时镇痛药物 ≤ 2 次。

（七）生活护理

按照日常生活能力评定制定护理级别，实施相应护理级别的基础护理，指导患者保持良好的个人卫生，床单位干净整洁无碎屑，病房每日开窗通风 2 次，室温控制在 18 ～ 22℃。

（八）术前准备

1. 落实责任管床制，使患者及家属知晓主管医护人员，保持良好的护患关系，进行详细的入院介绍及相关健康知识宣教；与医生共同到床旁进行手术方案及注意事项讲解，通过积极的沟通消除患者的恐惧心理，使患者能以安心放松的心态面对手术和治疗。

2. 完善术前血液检查及骨盆 X 线、骨盆 CT 及三维重建检查；根据重建数据打印 3D 模型，术前 1 天复查双下肢血管彩超排除下肢深静脉血栓形成；正确实施备血、备皮、肠道准备，术前晚给予清洁灌肠以增加术中透视的质量。

3. 指导患者掌握在床上使用大小便器方法，学会使用牵引床的拉环练习上肢及扩胸训练，指导患者吹气球训练呼吸功能；术前晚 8 小时禁食、3 小时禁饮，可在术前 3 小时饮用术能饮料，降低长时间不进食的饥饿感，适当补充水分和能量，增加患者对手术耐受度。

【术后护理】

（一）常规护理

术后给予心电监护，吸氧，密切监测生命体征；术毕返回病房给予平卧位，予 < 6cm 软枕垫头部，双膝部用软枕垫高并保持屈膝屈髋 15°，以减轻腹部切口张力；Steward 苏醒评分为 6 分、意识清醒、对答切题时可分次予以 50ml 温开水口服，观察 1 小时，如无恶心、呕吐可少量进流质饮食，肛门排气后恢复正常饮食（忌食产气、辛辣刺激食物）。首次进食时护士应在旁指导，不宜进食过快过多。按护理级别实施相应基础护理措施，密切观察伤口敷料渗血情况，保持伤口引流袋的固定通畅，做好引流液的记录，如病情允许应尽早拔除伤口引流管。保持尿管的固定通畅，嘱咐多饮水，无特殊应术后第 2 天拔除尿管。

（二）专科护理

1. 骨盆、髋臼骨折　观察下肢感觉、血供及足趾活动情况，观察有无腹直肌功能障碍，有无呼吸、咳嗽困难、运用腹压障碍，有无腹膜破裂、闭孔神经损伤，大腿内侧及股外侧皮肤感觉有无异常。

2. 骨盆骨折合并腰骶丛神经损伤　腰骶丛神经因损伤部位、程度不同，临床表现也各不相同。

（1）股神经损伤：屈髋无力，坐立时不能挺伸膝关节，不能蹬阶梯和跳跃，行走困难；股前及小腿内侧皮肤感觉障碍；股四头肌萎缩明显时髌骨突出、膝腱反射消失。

（2）闭孔神经损伤：大腿内侧下 1/3 皮肤感觉缺失，内收肌群麻痹萎缩，不能主动架在健腿上。股外侧皮区感觉异常，有蚁行感、针刺感或麻木。

（3）胫神经损伤：足不能跖屈，内翻力弱，不能用足尖站立或行走。"钩状足"畸形，足呈背屈和外翻畸形。损伤晚期由于小腿后群肌挛缩，使足强迫性的跖屈内翻位，不能背屈和外翻，而形成"马蹄内翻足"畸形。

（4）腓总神经损伤：足下垂，走路呈跨越步态；踝关节不能背伸及外翻，足趾不能背伸；小腿外侧及足背皮肤感觉减退或缺失；胫前及小腿外侧肌肉萎缩。

（5）坐骨神经损伤：股部平面损伤，如为部分损伤症状同腓总神经或胫神经损伤，如为完全性损伤则两者症状均有之。臀部平面损伤，除上述症状外可出现膝关节屈曲障碍。

3. 陈旧性髋臼骨折髋臼周围截骨

（1）合并膀胱或后尿道、直肠损伤：做好对症护理，观察有无腹痛、腹胀，会阴、阴茎及阴囊肿胀，记录尿液颜色、性状及量。如：膀胱造瘘术后护理、结肠造瘘等。

（2）观察下肢感觉、血供及足趾活动情况，观察腹直肌功能障碍情况，有无呼吸、咳嗽困难、运用腹压障碍现象，有无腹膜破裂、闭孔神经损伤，观察大腿内侧及股外侧皮肤感觉有无异常。

（3）术后 48 小时内复查骨盆正位、髂骨 斜位、闭孔斜位 X 线、骨盆 CT 平扫及三维重建检查，评估骨折复位固定情况。

4. 陈旧性骨盆骨折骶髂关节周围截骨　大多陈旧性骨盆骨折有骨痂形成、神经损伤或骨盆畸形等严重功能障碍，手术治疗时间长、术中出血多，术后应密切关注患者的双下肢感觉及伤口引流量情况。

（三）术后并发症的观察预防

1. 预防便秘：给予高蛋白、高维生素、低胆固醇等易消化、吸收饮食，可冲服纤维粉促进胃肠蠕动，术后早期避免进食豆、奶等容易胀气食物，常规给予助胃肠道消化药物口服，多饮水；用手掌顺时针方向按摩腹部，每日 4 次，每次 20 分钟，刺激胃肠道消化蠕动，必要时采用物理疗法，如腹部穴位针灸等。

2. 预防下肢深静脉血栓：运用预防深静脉血栓评估量表评估风险，常规使用静脉血栓预防用药，做好药物的指导及不良反应观察，观察有无活动性出血及凝血功能障碍等，指导患者尽早活动，勤翻身，每日进行下肢的股四头肌舒缩训练及足趾关节活动，使用下肢压力气压泵预防深静脉血栓。

3. 预防坠积性肺炎：指导患者进行有效的咳嗽、咳痰，多饮水，每日利用牵引床的拉环进行上肢训练及扩胸运动，注意保暖预防感冒。

4. 预防伤口及各种管道的感染，监测患者体温变化，观察伤口有无渗血、渗液，加强换药，保持伤口引流管及尿管的固定通畅，尽早拔除各种管道，指导患者多饮水，保证饮水量每日不少于 2500ml。

（四）功能锻炼

1. 实施医、护、康一体化功能锻炼措施，制定功能锻炼量表悬挂于床边，重点预防肌肉萎缩及关节僵硬。入院后即可指导患者进行呼吸肌功能锻炼及四肢肌力训练，上肢肌力训练包括张手握拳、双上肢扩胸运动、双上肢抬举运动；踝关节背伸、趾屈活动及股四头肌等长舒缩训练，每日 3 次，每次 100 个；指推髌骨训练，2 次 / 天，每次 30 分钟；进行上肢屈伸、负重抓握练习。

（1）不影响骨盆环完整的骨折：术后 1 周可进行半卧位及坐位练习，双上肢支撑力抬起上半身、臀部，每日 3 次，每次训练 5 分钟，此种方法有利于促进骨盆区血液循环，同时做髋关节、膝关节的屈伸运动，4 周后下床站立并缓慢行走，逐日加大活动量，练习正常行走及下蹲。

（2）影响骨盆环完整的骨折：术后 2 周开始练习半卧位，并进行抬臀及强化上肢肌力练习，3 周后在床上进行直腿抬高练习及髋关节、膝关节的锻炼，由被动锻炼逐渐过渡到主动锻炼，6～8 周后复查 X

线，经专业医师复查许可后开始负重及平衡练习，随骨折愈合的牢固程度负重由 1/4 体重 —1/3 体重 —1/2 体重 —2/3 体重 —4/5 体重 —100% 体重逐渐过渡。可在踩秤上进行量化，逐步增加负重量，5 分钟 / 次，2～3 次 / 日。恢复髋关节周围肌肉力量练习：要求动作缓慢、有控制，无或微痛，逐渐增加力度和运动量，20 次 / 组，每组间隔 30 秒，连续 2～4 组，2～3 次 / 日。12 周后经 X 线检查无异常可弃拐行走。

2. 骨盆骨折合并骶丛神经损伤：下肢肌力训练根据术后神经康复及肌力情况进行。

（1）运动功能恢复评估。①0 级：肌肉无收缩；②1 级：近端肌肉可见收缩；③2 级：近、远端肌肉均可见收缩；④3 级：所有重要肌肉均能做抗阻力收缩；⑤4 级：能进行所有运动，包括独立的和协同的；⑥5 级：完全正常。

（2）感觉功能恢复评定。①0 级：感觉无恢复；②1 级：支配区皮肤深感觉恢复；③2 级：支配区浅感觉、触觉部分恢复；④3 级：皮肤痛觉和触觉恢复，且感觉过敏消失；⑤4 级：感觉达到 3 级以上，两点辨别觉部分恢复；⑥5 级：完全恢复。当下肢肌力在 2～3 级及以上，在早期也可进行主动运动，包括足趾关节屈伸、股四头肌及腘绳肌静力收缩运动，循序渐进，注意运动量不能过大。

【出院指导】

1. 出院所带药物的作用及不良反应，服药方法。
2. 按照骨折程度、手术方法指导患者出院后的功能锻炼。
3. 指导患者的饮食及相关注意事项。
4. 出院后 1 个月、3 个月复查，不适时随诊。

参考文献

蔡志娟，贺玉英，尹芳，等 . 2012. 腰骶丛神经根撕脱伤患者的围手术期护理 . 实用手外科杂志，26(4):395-396.

陈康 . 2014. 高位髂腹股沟入路治疗累及四方区髋臼骨折 . 中华骨科杂志，34(7): 723-729.

陈明 . 2016. 腹直肌旁直切口入路治疗累及四边体的髋臼骨折近期疗效分析 . 中华外科杂志，54(11): 875-877.

戴闽，帅浪 . 2016. 骨科运动康复 . 第 2 版 . 北京：人民卫生出版社 .

高峰 . 2016. 腹股沟韧带下入路治疗髋臼前柱合并前壁骨折 . 中华创伤骨科杂志，18(2): 102-107.

谷城，杨晓东，夏广，等 . 2016. 经腹直肌外侧切口治疗骨盆、骶骨骨折合并腰骶丛损伤的临床疗效 . 中华骨科杂志，36(9)，521-527.

顾芸雅 . 2019. 快速康复护理对髋臼骨折围手术期患者静脉栓塞及康复效果的影响 . 当代护士，26（36）：73-36.

侯志勇，张瑞鹏，张英泽 . 2018. 基于三柱构成理念的改良髋臼骨折分型 . 中华创伤杂志，34(1): 6-10.

黄复铭 . 2019. 直接后方入路手术治疗髋臼后部骨折的解剖学研究 . 中国骨与关节损伤杂志，34(10):1015-1018.

黄复铭 . 2019. 直接后方入路治疗髋臼后部骨折 . 中华骨科杂志，(13): 789-795.

黄慧根，黄碟卿，陈凌 . 2011. 疾病护理常规 . 西安：第四军医大学出版社 .

黄伟奇，杨晓东，李涛 . 2017. 骶髂关节周围腰骶丛神经的解剖学研及其临床意义 . 中国临床解剖学杂志，35(6):615-617.

李乐之，路潜 . 2017. 外科护理学 . 北京：人民卫生出版社 .

李涛 . 2019. 腹直肌外侧入路结合术前 3D 打印技术治疗老年髋臼骨折 . 中华创伤骨科杂志，(6): 516-523.

刘莹松，等 . 2020. 经腹直肌旁入路治疗髋臼骨折 . 临床骨科杂志，23(3): 390-393.

刘莹松，杨述华 . 2010. 髋臼骨折手术入路的选择 . 中华关节外科杂志（电子版），4(3): 408-411.

热孜娅，麦麦提明，祖丽胡玛尔，依明 . 2019. 探讨骨盆骨折术后并发症的预防与护理对策 . 世界最新医学信息文摘，(79).

宋晓征，杨延锋，白兰，等 . 2018. 快速外科康复在髋臼骨折患者围手术期的应用 . 中医药临床杂志，30(6):1171-1173.

宋晓征 . 2010. 自制功能锻炼量化表在髋臼骨折患者围手术期的应用 . 护理学杂志，25（14）：17-19.

孙彩丽 . 2019. 骨盆骨折的围手术期护理 . 当代护士（上旬刊），(10):15-17.

王虎 . 2017. 髂腹股沟入路下拉力螺钉固定后壁在髋臼双柱骨折手术中的应用 . 中华骨科杂志，37(13):771-776.

吴华川，倪卫东 . 2018. 腹直肌旁入路治疗髋臼骨折的研究进展 . 中华创伤杂志，34(03): 274-278.

熊然 . 2014. 经腹直肌外侧切口入路治疗髋臼骨折合并同侧骨盆骨折 . 中华创伤骨科杂志，16(5): 385-390.

杨舒婷 . 最新骨科专科护理管理创新与临床护理应急预案及护理工作流程指导实用全书 . 北京：人民卫生出版社 .

杨晓东 . 2016. 经腹直肌外侧切口治疗骨盆后环不稳定性损伤的解剖学研究与临床应用研究 . 南方医科大学 .

詹潇锐 . 2020. 经腹直肌外侧入路治疗垂直剪切型骨盆骨折合并腰骶丛神经损伤 . 中华创伤骨科杂志，22(6): 482-488.

张潇 . 2015. 经腹直肌外侧切口入路治疗髋臼骨折的解剖学研究 . 中国临床解剖学杂志，33(1): 17-20.

赵文雅，关小丽，林爱仙，等 . 2018. 综合腹直肌外侧入路手术治疗骨盆骨折的护理干预 . 现代医院，18(8):1238-1240,1244.

朱仕文，吴新宝，王满宜 . 2019. 髋臼骨折手术入路的恰当选择 . 骨科临床与研究杂志，4(6): 382-384.

Amorosa L F, Kloen P, Helfet D L. 2014. High-energy pediatric pelvic and acetabular fractures. The Orthopedic clinics of North America, 45(4): 483-500.

Chen, J. 2019. Internal fixation of acetabular fractures in an older population using the lateral-rectus approach: short-term outcomes of a retrospective study. Journal of Orthopaedic Surgery and Research, 14(1).

Chotal N, Alazzawi S, Zehra S S, *et al.* 2018. Paediatric pelvic fractures: A review of 2 cohorts over 22 years. Injury, 49(3): 613-617.

Cutrera, N.J, D. Pinkas, J.B. 2015. Toro, Surgical Approaches to the Acetabulum and Modifications in Technique. Journal of the American Academy of Orthopaedic Surgeons, 23(10): p. 592-603.

DE LA CALVA C, JOVER N, ALONSO J, et al. 2018. Pediatric Pelvic Fractures and Differences Compared With the Adult Population. Pediatric emergency care, .

G?nsslen, A.2016. Standard Approaches to the Acetabulum Part 1: Kocher-Langenbeck Approach. Acta chirurgiaeorthopaedicae et traumatologiae?echoslovaca, 83(3): 141.

Gupta S, Singh J, Virk JS. 2017. The role of trochanteric flip osteotomy in fixation of certain acetabular fractures. Chin J Traumatol, 20(3): 161?165.

Keel, M.J. 2012. The Pararectus approach for anterior intrapelvic management of acetabular fractures: an anatomical study and clinical evaluation. J Bone Joint Surg Br, 94(3): 405-411.

Moed BR. 2010. The modified gibson posterior surgical approach to the acetabulum. J Orthop Trauma, 24(5): 315-322.

Sagi, H.C.2010. A. Afsari and D. Dziadosz, The anterior intra-pelvic (modified rives-stoppa) approach for fixation of acetabular fractures. J Orthop Trauma, 24(5): 263-270.

Tomaszewski R, Gap A. 2011. Operative treatment of pediatric pelvic fractures--our experience. Ortopedia, traumatologia, rehabilitacja, 13(3): 241-252.

Turgut A, Kalenderer O, Gunaydin B, et al. 2015. Demographic Characteristics of Paediatric Pelvic Fractures: 10-Years' Experience of Single Paediatric Orthopaedics Clinic. The Eurasian journal of medicine, 47(2): 130-134.

Wang, C. 2018. A Single Lateral Rectus Abdominis Approach for the Surgical Treatment of Complicated Acetabular Fractures: A Clinical Evaluation Study of 59 Patients. Medical Science Monitor, 24: 7285-7294.

Y L, X Z, F H, et al. 2020. The application of lateral-rectus approach on toddlers' unstable pelvic fractures. BMC musculoskeletal disorders, 21(1): 147.

Zhang H, JIN L, LI W, *et al.* 2013. Anterior dislocation of the sacroiliac joint with complex fractures of the pelvis and femur in children: a case report. Journal of pediatric orthopedics Part B, 22(5): 424-426.

Zhang, R. 2019. Three-Column Classification for Acetabular Fractures. The Journal of Bone and Joint Surgery, 101(22): 2015-2025.